Promotion in den Therapiewissenschaften

Die Herausgeberin

Heidi Höppner, Prof. Dr. rer. pol., MPH, ist Professorin für Physiotherapie und arbeitet aktuell als Studiengangleiterin B.Sc. Physio-/Ergotherapie an der Alice Salomon Hochschule Berlin. Nach ihrer Berufserfahrung als Krankengymnastin sowie dem Studium der Sozial- und Gesundheitswissenschaften engagiert sie sich seit Beginn der Akademisierung für die Etablierung von Therapiestudiengängen und -wissenschaft in Deutschland.

Heidi Höppner (Hrsg.)

Promotion in den Therapiewissenschaften

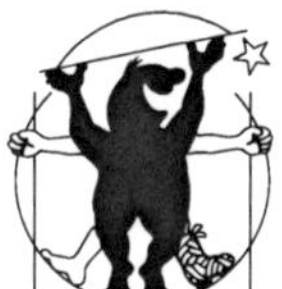

Mabuse-Verlag
Frankfurt am Main

Bibliografische Information der Deutschen Nationalbibliothek

Die Deutsche Nationalbibliothek verzeichnet diese Publikation in der Deutschen Nationalbibliografie; detaillierte bibliografische Angaben sind im Internet unter http://dnb.d-nb.de abrufbar.

Informationen zu unserem gesamten Programm, unseren AutorInnen und zum Verlag finden Sie unter: www.mabuse-verlag.de.

Wenn Sie unseren Newsletter zu aktuellen Neuerscheinungen und anderen Neuigkeiten abonnieren möchten, schicken Sie einfach eine E-Mail mit dem Vermerk „Newsletter“ an: online@mabuse-verlag.de.

Kasseler Str. 1 a
60486 Frankfurt am Main
Tel.: 069 – 70 79 96-13
Fax: 069 – 70 41 52
verlag@mabuse-verlag.de
www.mabuse-verlag.de

Umschlaggestaltung: Marion Ullrich, Frankfurt am Main
Umschlagfoto: © evirgen/istockphoto
Satz: ffj – Büro für Typografie und Gestaltung, Frankfurt am Main
Korrektorat: Alexander Feuerherdt, Köln

Druck: Beltz, Bad Langensalza
ISBN: 978-3-86321-281-0
Printed in Germany

Inhalt

Vorwort

Empowerment für eine Promotion in den Gesundheitsberufen – so lautete der Titel von zwei Tagungen 2011 und 2014 zur wissenschaftlichen Nachwuchsförderung in den Gesundheitsfachberufen. Gemeint sind konkret Promotionen studierter Therapeutinnen und Therapeuten aus der Physio-, Ergotherapie und Logopädie. Es geht um die therapeutischen Gesundheitsfachberufe oder genauer – um die Entwicklung der Therapiewissenschaft in Deutschland.

Am 13.10.2011 fand an der Universität Halle-Wittenberg die erste Tagung für den wissenschaftlichen Nachwuchs statt. Veranstaltet wurde sie von der Fachkommission Öffentlichkeitsarbeit, Vernetzung und Politik vom Hochschulverbund Gesundheitsfachberufe (HVG e. V.), deren Sprecherin ich seit Gründung des Vereins 2006 bis 2013 war. Die Nachfrage war groß und nicht alle Interessierten konnten damals teilnehmen. Wir versprachen recht bald eine nächste Tagung.

Mit dem Promovierendennetzwerk an der Charité in Berlin – geleitet von Ina Thierfelder – fanden wir MitstreiterInnen für die Tagung in Berlin. Spürbar war und ist: Promovierende und Promotionsinteressierte sind in den letzten Jahren sichtbarer geworden und ihre Anzahl ist deutlich gewachsen. Die zweite Tagung – unter dem Namen des Vereins Hochschulen für Gesundheit e. V. – am 28.11.2014 an der Alice Salomon Hochschule in Berlin wurde von über 100 TeilnehmerInnen besucht und verdeutlichte uns – jetzt braucht es ein Buch, welches die vielen interessanten Facetten zusammenfasst. Dieses liegt Ihnen, liebe Leserin und lieber Leser, nun mit dem aktuellen Stand zur wissenschaftlichen Nachwuchsförderung von HochschulabsolventInnen mit einem beruflichen therapeutischen Hintergrund in Deutschland vor.

Promotionen sind mehr als Privatsache – davon sprechen die Thesen und Forderungen am Ende eines jeden Kapitels. Die Metapher des „Steigbügel Haltens“ war geboren: Es sind also individuelle Aspekte bei der Promotion – aber vor allem auch strukturelle Bedingungen, die die wissenschaftliche Nachwuchsförderung in Deutschland aktuell braucht.

Ich bedanke mich bei den MitautorInnen des Buches, bei den Aktiven auf den beiden Tagungen, den finanziell oder/und tatkräftigen Unterstützenden der Tagungen, der B. Braun Stiftung, den Vereinen Hochschulen für Gesundheit e. V., Hochschulverbund Gesundheitsfachberufe e.V. sowie dem Verein zur Förderung der Wissenschaft in den Gesundheitsberufen und der Alice Salomon Hochschule Berlin.

Mein besonderer Dank gilt meinen KollegInnen im Organisationsteam für die konzentrierte und gute Zusammenarbeit in Vorbereitung des 28.11.2014: Saskia Buschner, Laura Grunwald, Dörte Hofmann-Kock, Esther Goltz, Katharina-Maria Röse, Robert Richter, Nicola Thapa-Görder und Ina Thierfelder.

Cornelia Schübl danke ich sehr für die sehr gute und kompetente Unterstützung bis zur Druckfahne.

Allen Kolleginnen und Kollegen, die sich hier als AutorInnen oder auch auf den Tagungen engagierten, danke ich ebenfalls sehr. Es ist ein Gemeinschaftswerk. Alles zusammen hat uns die Gewissheit und das Gefühl vermittelt: Dieses Thema ist wichtig und alle leisteten ihren Beitrag!

Möge das Buch den PromovendInnen Orientierung geben, sich mutig auf den Weg zu machen, die Therapiewissenschaften in Deutschland durch die Ressourcen der eigenständigen wissenschaftlichen Arbeiten weiterzuentwickeln. Nebenbei: Die Chance einer hochschulischen Karriere war noch nie so hoch wie heute!

Berlin, im Sommer 2015
Prof. Dr. Heidi Höppner

„Wer A sagt, muss auch B sagen" – für eine konsequente Nachwuchsförderung in den Therapiewissenschaften

Heidi Höppner

Soll die aktuelle Phase einer Professionalisierung der Gesundheitsfachberufe (z. B. Physio-, Ergotherapie oder Logopädie) mit Hilfe der neuen hochschulischen Angebote in Deutschland gelingen, dann braucht es auch eine konsequente Förderung des wissenschaftlichen Nachwuchses. Studiengänge bedeuten noch keine Akademisierung! Eine konsequente Disziplinentwicklung ist mehr als der Auf- und Ausbau von Bachelorstudiengängen. Ich werde im Folgenden die Aspekte und Perspektiven, die die AutorInnen in diesem Buch aufgegriffen haben, in einen Gesamtkontext stellen. Ich verweise dabei punktuell auf die weiterführenden Kapitel.

Das Buch möge den LeserInnen Hinweise darauf geben, wie es um wissenschaftliche Nachwuchsförderung im Bereich der Therapiewissenschaften in Deutschland aktuell bestellt ist und was man bei dem Projekt Doktorarbeit beachten sollte. Dazu dienen auch die „native Codes" in den Überschriften der Kapitel. Sie mögen Lust auf das Lesen machen und zudem auch den Inhalt des Artikels verdichten – quasi auf einen Punkt bringen.

Um die politische Dimension dieses Themas herauszustellen, sind am Ende jedes Kapitels zwei Thesen und zwei Forderungen expliziert. Sozusagen als roter Faden werden die „Steigbügel" beschrieben, die es zu halten gilt und die unterschiedliche Ebenen betreffen. Die Forderungen gehen an verschiedene AdressatInnen:

- auf der Mikroebene individuelle Herausforderungen der PromovendInnen oder Promotionsinteressierten,
- auf der Mesoebene Herausforderungen z. B. der Universitäten/Fachhochschulen bzw. Fachgesellschaften und -verbände,
- auf der Makroebene die Rahmenbedingungen für Forschung und Entwicklung – Verantwortliche für Rahmenprogramme und Forschungsrichtlinien bzw. Förderprogramme.

Nach 15 Jahren Studienprogrammen – einer ersten Phase der Entwicklung von Therapiewissenschaft – in Deutschland ist jetzt deutlich eine neue Phase angebrochen: die Qualifikationsstufen 7 und 8 im Sinne der Reform eines harmonisierten Hochschulbildungsraumes (Bolonga-Reform 1999) und des EQR/DQR (europäischer und deutscher Qualifikationsrahmen). 7 wären Masterprogramme – 8 Doktoratsabschlüsse.

Der Erfolg dieser Phase ist also abhängig von einer effektiven Weichenstellung – will man das Potential der Physio-, Ergotherapie und Logopädie in Deutschland nutzen: für die Forschung und Versorgung – und damit für eine mehrperspektivische bedarfsgerechte Weiterentwicklung von Prävention, Kuration und Rehabilitation in Deutschland.

Kurz ein Blick zurück bzw. die erste Phase der Wissenschaftsentwicklung Therapie in Deutschland

Seit 2001 kann man auch in Deutschland Physio- oder Ergotherapie bzw. Logopädie und seit 2008 auch Hebammenwissenschaft studieren. Bis 2009 waren dies ausschließlich ausbildungsintegrierende oder additive Studiengänge, d.h. die Qualifikation für die Berufsausübung findet weiter im sekundären Bildungsbereich – also an Berufsfachschulen – statt. Diese sind bis heute die vorwiegende Anzahl von Studienprogrammen. Die Studiengänge sind quasi „Add on“ konzipiert, und die Studierenden erlangen dort erste wissenschaftliche Kompetenzen. Aktuell zeigt sich eine sehr heterogene Ausgestaltung von Studienmöglichkeiten in den Therapiewissenschaften in Deutschland (Überblicke zu den Angeboten lassen sich auf den Homepages der Berufsverbände finden).

Seit 2009 erlauben zudem Modellklauseln in den Berufsgesetzen der Berufe auch primärqualifizierende Studiengänge – d. h. es wird sowohl das Staatsexamen zum Führen der Berufsbezeichnung als auch ein Bachelorabschluss absolviert. Die Chance darin ist eine früh beginnende Sozialisation für beides – für Wissenschaft und Praxis: d.h. ein Wissenschaftsverständnis im Sinne einer theoriegeleiteten Reflexion und Methodenkompetenz sowie parallel die Qualifizierung für die Berufsausübung von Beginn an.

Die Modellstudiengänge befinden sich gegenwärtig in der Phase der durch den Gesetzgeber geforderten Evaluation (Bundesministerium für Gesundheit). 2016 wird sich aufgrund politischer Entscheidungen zeigen, wie es mit der hochschulischen Qualifikation von Physio- und ErgotherapeutInnen, von LogopädInnen und Hebammen weitergehen wird. Wird in Deutschland der

Sonderweg in der Ausbildung von TherapeutInnen fortgesetzt? Für eine Disziplinentwicklung Therapiewissenschaft sind dabei zwei Aspekte wichtig: die Chance einer hochschulischen Qualifikation für bereits Berufserfahrene und die Primärqualifikation – mit entsprechender Ausgestaltung und den notwendigen Ressourcen der Hochschulen, zur selbstverständlichen und international nahezu ausnahmslos üblichen Qualifikation (Höppner u. Scheel 2013).

Die Entwicklung in den Gesundheitsfachberufen war in den letzten 15 Jahren dynamisch und wird in einem hohen Maße von den AbsolventInnen der Studiengänge geprägt (z. B. Kongresse, Journals, erste wissenschaftliche Studien von TherapiewissenschaftlerInnen etc.). Relevante ExpertInnen-Gutachten der letzten Jahre verdeutlichen, dass die hochschulische Ausbildung als wichtiger Beitrag der Gesundheitsfachberufe gewertet wird, sich den komplexen Aufgaben der Versorgung und der Fragen der Forschung zu stellen (SVR 2007, BMBF 2011, Wissenschaftsrat 2012).

Exkurs: diese Berufe werden oft als „nicht-ärztliche" (Gesundheits-)Berufe benannt und damit ihrer eigenen Identität beraubt. Sie sind lediglich die andere Seite – das Gegenstück – zu ärztlichen Berufen.

Nicht nur die gesundheitliche Versorgung der Bevölkerung braucht neue Kompetenzen (z. B. SVR 2007; Sottas et al 2013; Robert Bosch Stiftung 2011). Auch die Gesundheitsforschung kann von den neuen WissenschaftlerInnen mit ihren ganz eigenen Perspektiven auf relevante Probleme, Fragestellungen und Lösungsansätze profitieren. ExpertInnen aus den Bereichen Pflege-, Hebammen- und Therapiewissenschaften arbeiteten in einer AG Gesundheitsfachberufe 2010-2011 im Auftrag des Gesundheitsforschungsrates des BMBF. In seinen Empfehlungen hat der Gesundheitsforschungsrat sich der Begründung der AG angeschlossen: Es ist ein Potenzial für eine bedarfsgerechte Gesundheitsversorgung in Deutschland zu erwarten (Ewers et al. 2012). Die Empfehlungen lt. 29. Sitzung des Gesundheitsforschungsrats am 8.12.2011 des BMBF greifen auch den wissenschaftlichen Nachwuchs explizit auf:

„Die Entwicklung zu wissenschaftlichen Disziplinen mit einer leistungsfähigen und gesundheitsrelevanten Forschung können nur die Gesundheitsfachberufe in Deutschland selbst leisten. Sie müssen aber auf diesem Weg vielfältig unterstützt werden:

(...) Die Forschungsförderer sind unverzichtbare Wegbegleiter für die wissenschaftliche Entwicklung der Fächer. Hier sind Initiativen zur Strukturbil-

dung und zur Etablierung von Kooperationen zwischen Hochschulen und namentlich zwischen Fachhochschulen und Universitäten in Forschung und Ausbildung – wie sie in Ansätzen schon bestehen – wünschenswert. Die Forschungsförderung sollte auf die Unterstützung des wissenschaftlichen Nachwuchses besonderes Augenmerk legen." (BMBF Gesundheitsforschungsrat 2011)

Es ist kein Selbstläufer! Die Weichenstellung in dieser zweiten Phase ist bedeutend für den Prozess einer vertikalen Durchlässigkeit – von Bachelor über Master zur Promotion. Verschiedenste Einflussgrößen rahmen diese Entwicklung (z. B. die Modellklausel in den Berufsgesetzen, die Ausweitung von Studiengängen und eine relevante AkademikerInnenquote bzw. fachliche Masterangebote an öffentlich finanzierten Hochschulen u. v. m.). Neu ist die Debatte um die Sicherung von Fachkräften in Deutschland – insbesondere im ländlichen Raum. Diese zeigt aktuell Tendenzen einer Inflationierung von Ansprüchen und Erwartungen an Kompetenzen von TherapeutInnen. In Zeiten des Mangels wird arbeitsmarktpolitisch und strategisch eher auf die Sicherstellung von Quantität als auf Qualität gesetzt. Vielmehr wird die Einordnung von TherapeutInnen als ärztliche AssistentInnen fortgeschrieben. Ein ungenutztes Potential für die Gesundheitsversorgung und -forschung – die Berufe kämpfen um Anerkennung als PartnerInnen einer medizindominierten Forschung und Versorgung. Diese sozialen Tendenzen geschehen bereits jetzt in einem Arbeitsfeld, das StudienabsolventInnen in der Berufspraxis heute zu den gleichen – schlechten – Konditionen beschäftigt.

Determinanten der Entwicklung werden Kräfte im Spiel dieser aktuellen gesellschaftlichen Aushandlung sein: zwischen Beharrungsvermögen (der Steuerung und der Stakeholder in der Gesundheitsbildung und Gesundheitsbildungspolitik) (vgl. Sottas et al. 2013) und notwendiger Innovation in der Gesundheitsversorgung und Gesundheitsforschung.

Die ökonomischen Anreize – z. B. die Finanzierung eines Promotionsstudiums – werden eine bedeutende Rolle spielen. Antworten braucht es zudem hinsichtlich verlässlicher Karrierepfade für den wissenschaftlichen Nachwuchs. Es geht um die Anschlussfähigkeit an internationale Diskurse und um die Selbstverständlichkeit, Therapie auch studieren zu können, darin zu promovieren und zu habilitieren. Deutlich wird auch die Herausforderung einer in Deutschland sowieso bereits nachholenden Entwicklung der akademischen Strukturbildung unter den Bedingungen der Ansiedlung an Fachhochschulen. Hier fehlt es am Promotionsrecht, und der Fokus liegt auf der Lehre. Im Verständnis von Hochschulen Angewandter Wissenschaften sind diese jedoch auch zu Forschung aufgefordert. In der zweiten Phase wird jetzt bedeutend sein, ob TherapiewissenschaftlerInnen eine zahlenmäßig relevante Gruppe werden, die promoviert ist und Arbeitsmarktchancen haben wird (siehe dazu den Beitrag von Barbitsch und Shamsul bzw. von Grunwald).

Für die anstehenden Aufgaben einer Anpassung der Versorgung im gesellschaftlichen Umgang mit Gesundheit und Krankheit einer Bevölkerung sind weitergehende Kompetenzen von Professionellen notwendig – z. B. die Fähigkeit zu Kooperation und interdisziplinärer Arbeit (Kuhlmey et al. 2011; Sottas et al. 2013; Alscher et al. 2014). Promovierende in den Therapiewissenschaften leisten Pionierarbeit – sie können z. B. nicht selbstverständlich in „ihrem Fach" promovieren (Beiträge von Richter zum Promotionsprozess sowie Beiträge von Brandt bzw. Herchenröder). Das „Klinkenputzen" bei Doktorvätern und -müttern in Bezugswissenschaften an Universitäten und die Flexibilität hinsichtlich einer erweiterten Perspektive – auch methodisch – sind Kompetenzen, die diese Gruppe befähigt, sich auch interdisziplinär weiterzuentwickeln und mitzugestalten. Sie stellen ihre immense Arbeit an der eigenen Biografie (siehe insbesondere der Beitrag von Goltz und Thierfelder bzw. von Brandt) auch in den Dienst einer Weiterentwicklung der Berufe, die z. B. um Anerkennung (z. B. Evidenznachweise) ringen.

Vor diesem Hintergrund sind die Dissertationen quasi „die" Ressource für die Entwicklung einer Theoriebildung und Studien zum Nachweis der Wirksamkeit therapeutischer Intervention. Sie sichern mit ihrer Forschung Argumente und Wirksamkeitsnachweise bzw. die Anschlussfähigkeit an internationale Diskurse bzw. transferieren Impulse für Entwicklung und Reflexion nach Deutschland und ins Ausland. Dass der wissenschaftliche Nachwuchs diese Ressource darstellt, ist dem Umstand geschuldet, dass eine Strukturbildung für Forschung in den Therapiewissenschaften in Deutschland noch ganz am Anfang steht (siehe auch den Beitrag von Bucher, Meloh und Meyer als Beispiel aus der Schweiz bzw. den Beitrag von Goltz und Thierfelder).

Qualifizierung für Berufsausübung und Wissenschaftlichkeit

In Deutschland ist es gelungen (bislang vorwiegend auf dem Papier), wesentliche Denkimpulse zu setzen, die neben den Bachelorstudiengängen auch Masterprogramme und Promotionen fordern, quasi Wissenschaftlichkeit und verlässliche Karrierepfade in den Therapiewissenschaften (Bundesministerium für Bildung und Forschung 2010, Wissenschaftsrat 2012). Hierzu sind die Empfehlungen des Wissenschaftsrates (WR) bedeutend. Dezidiert wird die Notwendigkeit einer Wissenschaftsentwicklung neben der beruflichen Kompetenz benannt: Der WR geht zudem auf strukturelle Hindernisse ein, z. B. die Etablierung von Studiengängen vorwiegend an Fachhochschulen bzw. fehlende Fachprofessuren an Universitäten.

„In der Therapie- und Hebammenwissenschaft existieren dagegen zur Zeit keine universitären Lehrstühle, die mit Wissenschaftlerinnen und Wissenschaftlern aus der jeweiligen Berufspraxis besetzt wären“. (WR 2012, S. 65–66)

Auch die AG Gesundheitsfachberufe, die die Empfehlungen des Gesundheitsforschungsrates 2011 vorbereitete, widmet der wissenschaftlichen Nachwuchsförderung ein eigenes Kapitel.

Die Aufgabe der wissenschaftlichen Nachwuchsförderung in den Gesundheitsfachberufen steht vor drei zentralen Hürden:

1. Es besteht ein Mangel an einschlägigen Masterstudiengängen.
2. Masterabsolventen von Fachhochschulen sind vor Beginn einer Promotion vor besondere Herausforderungen gestellt.
3. Fachhochschulen bieten vergleichsweise eingeschränkte Möglichkeiten für die Qualifizierungsphase des wissenschaftlichen Nachwuchses nach der Promotion (Post-doc-Phase). (Ewers et al. 2012 S. 64)

Die aktuellen Bedingungen haben weitreichende Folgen: Es ist eine Abwanderung (brain drain) von WissenschaftlerInnen zu bemerken. Ambitionierter Nachwuchs für den Aufbau im eigenen Feld und Land wählt den Weg in andere Disziplinen oder ins Ausland. Eine Untersuchung über die Verläufe der Biografien und Karrieren ist aktuell nicht vorhanden. Es ist ungewiss, wie die Re-Integration von TherapiewissenschaftlerInnen in Deutschland gelingt. Das Potential an Erfahrung ggf. auch mit einer erweiterten Fach- und Systemperspektive, eine Methodenkompetenz in Kontexten mit langjährigen akademischen Strukturen bzw. die internationale Vernetzung für die Therapiewissenschaft nutzbar zu machen – dies sind Herausforderungen z. B. durch dezidiert ausgeschriebene Rückkehrprogramme. Im günstigsten Fall können sie als PhD zurück aus dem Ausland rekrutiert werden (siehe dazu den Beitrag von Lohkamp und Zietz bzw. Grundwald). Dieses geschieht nicht ohne Ernüchterung hinsichtlich der Mühen der Ebenen (der mühsamen Aufbauarbeit) und der Bedingungen für Forschung an Fachhochschulen.

Zu diesem Buch

Das Buch ist entstanden vor dem Hintergrund von zwei Tagungen „Empowerment für eine Promotion in den Gesundheitsfachberufen“ (2011 und 2014) (Höppner u. Dehlfing 2012; Bossmann 2015). In der Zwischenzeit ist die Entwicklung noch deutlicher abzulesen, denn die Bachelor der ersten Dekade des neuen Jahrhunderts sind inzwischen z.T. promoviert und besetzen erste Professuren. Seit 2002 gibt es erste BachelorabsolventInnen bzw. seit zehn Jahren auch MasterabsolventInnen in den Therapiewissenschaften (siehe auch den Beitrag von Hansen und Marotzki). Orientierung für Promovierende oder Promotionsinteressierte wird wichtiger, und es gilt, deutlich zu machen, unter welchen Bedingungen hier eine nachholende Entwicklung geschieht. Es geht jedoch auch darum, bereits Bestehendes und Bewährtes zu kommunizieren (siehe die Beiträge von Bossmann, von Hansen und Marotzki oder auch von Behrens et al.).

Im Buch sind zwei Perspektiven aufgegriffen: PromovendInnen soll Mut gemacht werden, sich den komplexen Anforderungen an die eigene intellektuelle, aber auch persönliche Entwicklung zu stellen. Hier sind die Kapitel von Robert Richter zum Promotionsprozess, der Beitrag von Minettchen Herchenröder oder von Benigna Brandt bzw. der Beitrag von Holm Thieme empfehlenswert. Die Finanzierung einer Promotion spielt nur am Rande eine Rolle – hierzu gibt es auch allgemeinere Informationen für Promotionswillige, z. B. Informationen zu Studienstiftungen und generelle Möglichkeiten für PromovendInnen. Da es sich hier um traditionelle Frauendomänen handelt und die Frage erlaubt sein muss, ob Gender ein wesentlicher Aspekt beim Promovieren darstellt und wie sich Facetten von anderen Bedingungen für Frauen zeigen, stellt Brandt Frauenförderung durch ein spezifische Stipendienprogramm für Frauen vor. Behrens' Beitrag thematisiert die Unterstützung in einem geförderten Graduiertenkolleg in Kombination mit Pflegewissenschaft und dem thematischen Schwerpunkt Teilhabe und Partizipation. Auch im Beitrag von Monika Lohkamp/Dörte Zietz finden sich Hinweise auf die finanzielle Förderung von Promotionen im Ausland.

Eine weitere Perspektive des Buches sind die Kontextbedingungen von Nachwuchsförderung. Hier haben an verschiedenen Hochschulen bereits Initiativen eine Tradition und gute Erfolge. Siehe dazu im Beitrag von Benigna Brandt z. B. das Promotionskolleg an der Alice Salomon Hochschule Berlin oder den Bericht zum Forschungskolloquium von Hilke Hansen und Ulrike Marotzki (Hochschule Osnabrück sowie HAWK in Hildesheim) bzw. den Beitrag von Johann Behrens et al. zu einem Graduiertenkolleg an der Universität Halle-Wittenberg.

Ausblick – bis hierher und weiter …

Es gilt jetzt, die richtigen Weichen zu stellen, damit der wissenschaftliche Nachwuchs in diesem Feld Perspektiven für Karrieren in Lehre und Forschung erhält. Die Rekrutierung von ProfessorInnen für die Studiengänge ist aktuell eine große Herausforderung und fokussiert den Bedarf an diesen qualifizierten KollegInnen: Sie müssen die Praxis kennen und wissenschaftlich arbeiten können. Eine Postdoc-Phase tut daher Not, um auch als Wissenschaftlerin Sozialisationsprozesse zu durchleben, z. B. das Akquirieren von Geld für Forschung sowie das Management von Forschung. Ansonsten laufen die neuberufenen KollegInnen Gefahr, ihr Potential als Verwaltende oder Organisatorinnen von Bachelorstudiengängen zu verausgaben. Ein Habitus als Wissenschaftlerin, Erfahrung und die Vernetzung in der Scientific Community sind notwendige Bedingungen, damit TherapiewissenschaflterInnen qualitativ wie quantitativ Anerkennung und Wirkkraft erfahren können. Dies geht nur, wenn entsprechende Strukturen für Forschung – an Universitäten und an Hochschulen für Angewandte Wissenschaften – bereit stehen.

Wo dies am besten gelingt, stellt grundsätzlichere Fragen. Der Wissenschaftsrat macht auf die Möglichkeiten eines Gesundheitscampus aufmerksam und appelliert an Medizinische Hochschulen, sich hier offen zu zeigen

(WR 2012). Oder wird der Aufbau vereinzelt an Fachhochschulen bzw. Universitäten stattfinden? Wie sich die Therapiewissenschaften in Deutschland in den nächsten Jahren etablieren können, kann heute nicht vorhergesagt werden. Die Präsenz von FachprofessorInnen der Therapiewissenschaften im Kontext von Universitäten ist jedoch unverzichtbar. Erste Schritte sind kooperative Graduiertenkollegs oder verlässliche Kooperationen zwischen Universitäten und Fachhochschulen. An einer nicht-medizinischen Universität (Brandenburgische Technische Universität – Standort Senftenberg) wird vor dem Hintergrund einer Neugründung mit der Etablierung von Therapiewissenschaft Neuland betreten. Die Hochschule für Gesundheit in Bochum gilt als neugegründete Fachhochschule als ein innovatives Modell. Auch die Anerkennung für Promotionsbetreuung durch FH-ProfessorInnen mit einem Lehrdeputat von 18 Semesterwochenstunden wäre ein bedeutender nächster Schritt einer effektiven wissenschaftlichen Nachwuchsförderung in Deutschland.

Die Beiträge im Buch liefern eine gegenwärtige Bestandsaufnahme zum wissenschaftlichen Nachwuchs in der Physio- und Ergotherapie bzw. Logopädie. Vor diesem Hintergrund lassen sich Perspektiven erkennen, welche Maßnahmen für effektive Unterstützung angezeigt sind. Diese vielperspektivische Bestandsaufnahme, die nicht den Anspruch auf Vollständigkeit erhebt, möge helfen, den Prozess am Beginn einer – wie erwähnt – zweiten Phase der Etablierung von Therapiewissenschaft in Deutschland zu reflektieren. Schritte in die falsche Richtung führen bekanntermaßen auf den falschen Weg. Aus diesem Grunde wird das Buch auch politisch: Alle AutorInnen haben vor dem Hintergrund ihres Erfahrungsbereiches oder ihrer systematischen Recherchen bzw. Forschung je zwei Thesen und zwei Forderungen konkretisiert. In einer solchen Gesamtschau lassen sich Bedingungen für gute Promotionen erkennen, die es bereits gibt und geben könnte. Die Metapher des Steigbügels adressiert auch an die Handelnden in Institutionen und Funktionen und fragt nach Verantwortung für eine optimale Förderung des wissenschaftlichen Nachwuchses, denn … wer A sagt, muss auch B sagen.

Literatur

Alscher M D, Bals T, Büscher A, Dielmann G, Görres S, Höppner H, Hopfeld M, Igl G, Kuhlmey A, Matzke U, Satrapa-Schill A (2013): Gesundheitsberufe neu denken, Gesundheitsberufe neu regeln. Grundsätze und Perspektiven – Eine Denkschrift der Robert Bosch Stiftung. Stuttgart.

Bossmann T (2015): Promotion in den Gesundheitsfachberufen. Wenn nicht wir – wer dann? Wenn nicht jetzt – wann dann? pt_Zeitschrift für Physiotherapeuten 67, 1, S. 88-91

BMBF Gesundheitsforschungsrat 2011: Empfehlungen Forschung in den Gesundheitsfachberufen – Potentiale für eine bedarfsgerechte Gesundheitsversorgung in Deutschland.

http://www.gesundheitsforschung-bmbf.de/_media/GFR-Empfehlung_Gesundheitsfachberufe.pdf; [Letzter Zugriff: 30. Mai 2015].

Ewers M, Grewe T, Höppner H, Huber W, Sayn-Wittgenstein F, Stemmer R, Voigt-Radloff S, Walkenhorst U. (2012): Forschung in den Gesundheitsfachberufen. Potenziale für eine bedarfsgerechte Gesundheitsversorgung in Deutschland, Dtsch Med Wochenschr 137 (Suppl 2), S. 29-76.

Höppner H (2007): Akademisierung der Gesundheitsfachberufe. Ein Beitrag zur Qualitätsicherung und Effektivitätssteigerung gesundheitlicher Versorgung in Deutschland. In: Deitermann, Kemper & Glaeske: GEK- Heil- und Hilfsmittelreport, St. Augustin: Asgard Verlag, S. 28-37.

Höppner H, Dehlfing A (2011): Empowerment für eine Promotion in den Gesundheitsfachberufen. Dokumentation einer Tagung am 13.10.2011 an der Universität Halle-Wittenberg. Hochschulverbund Gesundheitsfachberufe e.V. Unter Nachwuchsförderung veröffentlicht: www.hv-gesundheitsfoerderung.de

Höppner H, Scheel K (2013): Zur Möglichkeit primärqualifizierender Studiengänge für die Physiotherapie in Deutschland – eine kritische Perspektive. In: physioscience 9, S. 32–35.

Kuhlmey A, Alscher D, Büscher A, Dielmann G, Hopfeld M, Höppner H, Igl G, Matzke U & Satrapa-Schill A (2011): Kooperation der Gesundheitsberufe. Qualität und Sicherung der Gesundheitsversorgung von morgen. Robert Bosch Stiftung, Schattauer Verlag.

SVR – Sachverständigenrat zur Begutachtung der Entwicklung im Gesundheitswesen. Gutachten 2007. Kooperation und Verantwortung – Voraussetzungen einer zielorientierten Gesundheitsversorgung. http://www.svr-gesundheit.de/index.php?id=15 [Letzter Zugriff: 30. Mai 2015]

Sottas, B; Höppner, H; Kickbusch, I; Pelikan, J; Probst, J (2013): Umrisse einer neuen Gesundheitsbildungspolitik. Careum Working Paper 7. [Elektronische Ressource] Zugriff unter http://www.careum.ch/web/guest/neue-gesundheitsbildungspolitik [Letzter Zugriff: 30. Mai 2015]

Wissenschaftsrat (2012). Empfehlungen zu hochschulischen Qualifikationen für das Gesundheitswesen. Drs. 2411-12. Verfügbar unter: http://www.wissenschaftsrat.de/download/archiv/2411-12.pdf [Letzter Zugriff: 30. Mai 2015]

„Nicht nur Privatsache" – die Bedeutung der Förderung des wissenschaftlichen Nachwuchses für die Disziplinen

Birgit Babitsch, Bettina Shamsul

„Nachwuchs" – ein Begriff, mit dem wir Unterschiedliches verbinden – er steht zwischen Bewahrung/Sicherung und Weiterentwicklung/Innovation. Auch in der Wissenschaft finden sich diese Pole – einerseits erhoffen wir uns, dass wir durch den wissenschaftlichen Nachwuchs die Forschungstradition sowie die Forschungsperspektiven des eigenen Lehrstuhls/Institutes sichern, gleichzeitig erwarten wir uns neue Sichtweisen auf das Forschungsfeld, frischen Wind und Weiterentwicklung.

In diesem Spannungsfeld bewegen sich NachwuchswissenschaftlerInnen, die ihren eigenen Weg in der Wissenschaft finden müssen und hierfür sehr unterschiedliche Rahmenbedingungen und Unterstützungen vorfinden. Jüngst wurden durch den wissenschaftlichen Nachwuchs die schwierigen Beschäftigungsverhältnisse bemängelt, die geprägt sind von hoher Arbeitsanforderung auf der einen Seite und geringen Sicherheiten, insbesondere bedingt durch die befristeten Arbeitsverträge, auf der anderen Seite (siehe z. B. Sander et al. 2013). Ein klassischer Anwendungsfall für das von Johannes Siegrist (1996, 2015) entwickelte Modell der Gratifikationskrisen, welche durch ein Ungleichgewicht zwischen Anforderungen einerseits und den dafür erhaltenen Gratifikationen andererseits bedingt werden. Bei den Gratifikationen handelt es sich nicht nur um das zu erzielende Entgelt, sondern auch um die Möglichkeiten des Aufstiegs und die Jobsicherheit. Trotz dieser Problematik ist einschränkend zu berücksichtigen, dass die Tätigkeit in der Wissenschaft ein Beschäftigungsfeld ist, welches ein hohes Maß an Gestaltungsfreiheiten und Möglichkeiten zur Weiterentwicklung bietet und damit zu den Tätigkeiten mit hohen Potentialen und Ressourcen gehört.

In diesem Beitrag wird auf die Bedeutung des wissenschaftlichen Nachwuchses für die Entwicklung von Disziplinen eingegangen. Als wissenschaftlicher Nachwuchs werden in Deutschland Personen bezeichnet, „die sich im Anschluss an einen ersten Studienabschluss durch wissenschaftliche Arbeit an einer Hochschule oder einer außeruniversitären Forschungseinrichtung für eine Tätigkeit qualifizieren, in der sie an der Mehrung und Weiterentwicklung der wissenschaftlichen Erkenntnisse und technischen Innovation mitwirken können" (WR 1980, S. 3, zit. in BMBF 2006). Im Sinne einer weitergehenden Differenzierung wäre mit dieser Definition der Forschungsnachwuchs beschrieben, wie in der nachstehenden Tabelle 1 dargestellt.

Wissenschaftlicher Nachwuchs	Qualifikationsebene	Angestrebtes Berufsfeld
1. Alle Absolventen wissenschaftlicher Studiengänge	**Studienabschluss** (Diplom, Staatsexamen, Magister, Master) Zugang von Fachhochschule und mit Bachelor unklar	**Wissensbasierte Tätigkeiten** (Industrie, Verwaltung, Bildung und Wissenschaft, Medien, freie Berufe etc.)
2. Forschungsnachwuchs 2.1 Doktoranden, „early stage researchers" 2.2 Promovierte	**Promotion** Zuordnung von medizinischer Promotion und Professional Doctorate unklar	**FuE: Forschung und Entwicklung** (Industrie, Hochschule, Forschungsinstitute)
3. Akademischer Nachwuchs im engeren Sinn	**Habilitation** oder **Post-doc-Bewährung**	**F&L: Akademische Forschung und Lehre** (Hochschulen, außeruniversitäre akademische Institute)

Tabelle 1: Begriffsebenen wissenschaftlicher Nachwuchs (Quelle: Deutscher Bundestag 2013, S. 91)

Der Schwerpunkt wird im Rahmen des Beitrages auf den Forschungsnachwuchs gelegt – gleichwohl spielt der „akademische Nachwuchs im engeren Sinn" ebenfalls eine gewichtige Rolle für die Disziplinentwicklung. Im Unterschied zu der in Tabelle 1 dargestellten Definition wird der Begriff „wissenschaftlicher Nachwuchs" im Rahmen des Beitrages breiter verstanden und umfasst alle Personen, die eigenständig wissenschaftlich arbeiten, wobei dies biographisch sehr unterschiedlich gerahmt sein kann. Dies betrifft sowohl die Wege in die Wissenschaft als auch die Verankerung in der Wissenschaft.

Dies aufgreifend wird zu Beginn des Beitrages kurz die Situation der Promovierenden in Deutschland dargestellt. Daran anschließend wird auf Disziplinen bzw. die Disziplinentwicklungen im Berufsfeld Gesundheit eingegangen.

Promotionen in Deutschland

Die Promotion ist ein wichtiger Meilenstein in der wissenschaftlichen Karriere. Sie ist der Nachweis der Befähigung zum eigenständigen wissenschaftlichen Arbeiten und gilt als Voraussetzung für die akademische Laufbahn. Eine Promotionsarbeit stellt dem Anspruch nach einen neuen fachlichen und/oder methodischen Impuls dar und leistet damit einen Beitrag zur Wissenschaftsentwicklung (siehe hierzu: Jaksztat et al. 2002). Darüber hinaus erfolgt in der Promotionsphase optimaler Weise ein „Bekanntwerden" durch Vorträge/Veröffentlichungen auf Kongressen bzw. in Fachzeitschriften sowie der Aufbau von wissenschaftlichen Kontakten und Netzwerken.

Intensiv wurde in den letzten Jahren das Promovieren in Deutschland untersucht und die unterschiedlichen „Promotionskulturen" herausgearbeitet und wesentliche fördernde und hemmende Faktoren identifiziert. In der nachstehenden Abbildung 1 ist für den Zeitraum 1993 bis 2004 dargestellt, wie die Promotionsbereitschaft unter den Studierenden ab dem 5. Fachsemester an Universitäten ist (BMBF 2006). Erkennbar wird, dass die Anteile der einzelnen Antwortmöglichkeiten über den Zeitverlauf weitestgehend stabil sind. 2004 gaben 27 % der Studierenden an, dass sie sicher bzw. wahrscheinlich promovieren. Der Wert liegt damit unter der Quote von 33 % mit einer Mindestquote von 25 %, die für die Promotionsintentionen in der Wissenschaft angegeben wird, „um ein hinreichend breites Potential für den wissenschaftlichen Nachwuchs zu erhalten" (BMBF 2006, S. 3).

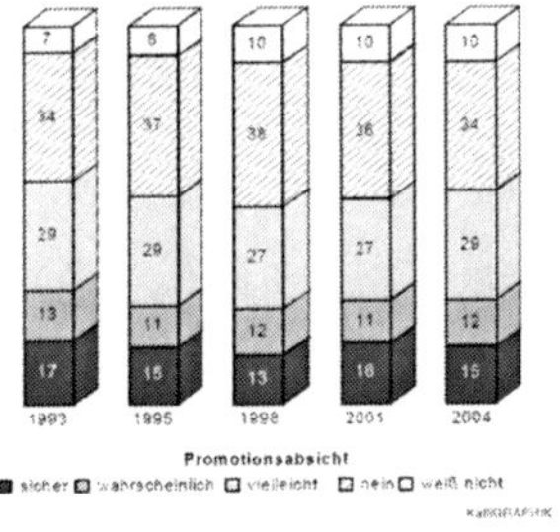

Abbildung 1: Promotionsabsicht von Studierenden an Universitäten (1993-2004) (BMBF 2006, S. 3), Quelle: Studierendensurvey 1993-2004, AG Hochschulforschung, Universität Konstanz, Angaben in Prozent (ab 5. FS)

Differenziert man diesen Anteil nach Fächern, wird deutlich, dass wenige Fächergruppen, wie die Medizin (91,4 %) und die Naturwissenschaften/Statistik (32,4 %), den höchsten Anteil der Promotionsabsichten auf sich vereinen (BMBF 2006). Deutlich geringer sind die Anteile in den Sozial- und Sprach-/Kulturwissenschaften mit einer Promotionsintensität von 13,8 % bzw. 16,3 % (BMBF 2006).

Nach wie vor besteht bei den Promotionen ein Geschlechterunterschied, der allerdings weniger stark ausgeprägt ist als bei den Habilitationen. Jaksztat et al. (2012) zeigen, dass seit 1999 der Frauenanteil bei den Promotionen kontinuierlich anstieg und 2011 bei ca. 45 % lag. Für eine abschließende Beurteilung der Geschlechterdifferenzen sind jedoch qualitative Aspekte hinzuzuziehen, wie die nach wie vor geschlechterdifferente Studienwahl und damit die unterschiedlichen Rahmenbedingungen von Frauen und Männern bei der Promotion (siehe z. B. Beaufaÿs 2012). In der nachstehenden Abbildung 2 sind die Promotionsabsichten fach- und geschlechtsspezifisch dargestellt: Höhere Frauen- als Männeranteile finden sich bspw. für die Medizin/Gesundheitswissenschaften; dagegen deutlich niedrigere Frauen- als Männeranteile in den Naturwissenschaften. Ausgeglichen ist das Geschlechterverhältnis unter anderem bei den Sprach- und Kulturwissenschaften.

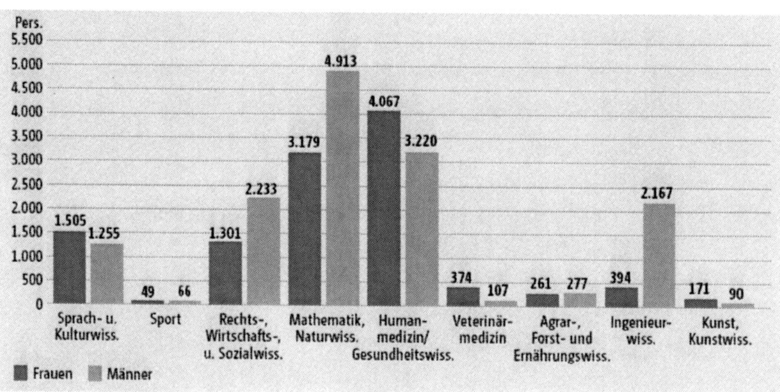

Abbildung 2: Promotionsabsicht von Studierenden an Universitäten (1993-2004) (Deutscher Bundestag 2013, S. 171)

Detaillierte Angaben zur Promotionsphase liegen inzwischen mit unterschiedlichen Surveys vor, die neben einem Panel auch Promovierende in spezifischen Promotionskontexten einschließen (siehe Jaksztat et al. 2012). Erstmals werden auch explizit in der Erhebung 2011 NachwuchswissenschaftlerInnen an Fachhochschulen sowie in Stipendienprogramme eingeschlossen (ebd.).

In der nachstehenden Abbildung 3 ist der Promotionskontext nach Geschlecht, Alter und Fachrichtung differenziert. Deutlich wird, dass der Anteil unter den frei Promovierenden bei den Frauen mit 60 % höher ist als bei den Männern mit 40 %; auch das mittlere Alter ist bei den frei Promovierenden mit 31,5 Jahren höher als in den anderen Promotionskontexten. Weiteren Aufschluss geben die Promotionskontexte der unterschiedlichen Fachrichtungen. So wird offensichtlich, dass der Anteil frei Promovierender in den Ingenieurwissenschaften mit 8 % sehr niedrig liegt im Vergleich zu den Geisteswissenschaften mit 34 %.

	Strukturiertes Programm	Wiss. Mitarbeit Forschungsproj.	Wiss. Mitarbeit Lehrstuhl	Frei promovierend
N:	452	924	648	800
Geschlecht				
Männlich	46	54	54	40
Weiblich	54	46	46	60
Alter (in Jahren)	29,4	30,2	30,6	31,5
Fachrichtungen:				
Geisteswissenschaften	9	4	12	38
Erziehungswissenschaften/ Psychologie	9	9	11	12
Rechts-/Wirtschafts-/ Sozialwissenschaften	25	11	29	34
Mathematik/ Naturwissenschaften	45	48	29	8
Ingenieurwissenschaften	8	24	15	5
Andere Fachrichtungen	4	4	3	4

Abbildung 3: Promotionsabsicht von Studierenden an Universitäten (1993–2004) (Angaben in Prozent, Jaksztat et al. 2012, S. 9)

Erweiternd haben die AutorInnen nach den wichtigsten Gründen für die Wahl des Promotionskontextes gefragt (Jaksztat et al. 2012). Für die frei Promovierenden stand das „unabhängige Arbeiten an erster Stelle", gefolgt von „keine andere Möglichkeit" bzw. „keine Stelle" bekommen. Die wissenschaftlichen MitarbeiterInnen in Forschungsprojekten nannten an erster Stelle „interessantes Thema" und auf Rang 2 „finanzielle Absicherung". Ähnlich sieht es bei den MitarbeiterInnen an einem Lehrstuhl aus, die zuerst „Stelle angeboten bekommen" nannten und als Zweites „Lehrerfahrungen/Mitarbeit in FuL" wählten. Bei den Promovierenden in strukturierten Programmen standen auf dem ersten Rang „Weiterbildung möglich" und auf dem zweiten Rang „Kontakt zu anderen Promovierenden".

Auf die Frage, welches berufliches Ziel sich die Promovierenden in zehn Jahren setzen, gaben 29 % der Promovierenden die Tätigkeit als ProfessorIn an einer Hochschule bzw. einer Forschungseinrichtung an (Briedis et al. 2013). Dieser Anteil liegt in den geisteswissenschaftlichen Fächern deutlich höher als in den Ingenieurwissenschaften. Letztgenannte sehen sich häufig auch in der Wirtschaft mit Forschungs- und Entwicklungsbezug.

Erweiternd haben die AutorInnen nach den wichtigsten Gründen für die Wahl des Promotionskontextes gefragt (Jaksztat et al. 2012). Für die frei Promovierenden stand das „unabhängige Arbeiten an erster Stelle", gefolgt von „keine andere Möglichkeit" bzw. „keine Stelle" bekommen. Die wissenschaftlichen MitarbeiterInnen in Forschungsprojekten nannten an erster Stelle „interessantes Thema" und auf Rang 2 „finanzielle Absicherung". Ähnlich sieht es bei den MitarbeiterInnen an einem Lehrstuhl aus, die zuerst „Stelle angeboten bekommen" nannten und als Zweites „Lehrerfahrungen/Mitarbeit in FuL" wählten. Bei den Promovierenden in strukturierten Programmen standen auf dem ersten Rang „Weiterbildung möglich" und auf dem zweiten Rang „Kontakt zu anderen Promovierenden".

Auf die Frage, welches berufliches Ziel sich die Promovierenden in zehn Jahren setzen, gaben 29 % der Promovierenden die Tätigkeit als ProfessorIn an einer Hochschule bzw. einer Forschungseinrichtung an (Briedis et al. 2013). Dieser Anteil liegt in den geisteswissenschaftlichen Fächern deutlich höher als in den Ingenieurwissenschaften. Letztgenannte sehen sich häufig auch in der Wirtschaft mit Forschungs- und Entwicklungsbezug.

Entwicklung von Disziplinen im Berufsfeld Gesundheit

In einer einfachen Begriffsbestimmung bezeichnet Disziplin ein Spezialgebiet einer Wissenschaft bzw. einen Wissenschaftszweig (Deutsche Enzyklopädie 2015). Nach Stichweh (1979) stellen Disziplinen eine „Innendifferenzierung“ (ebd., S. 82) der Wissenschaft und somit die primäre Einheit der internen Differenzierung in der Wissenschaft dar. Im Sinne eines sich wiederholenden Systembildungsprozesses entstehen nicht nur Spezialgebiete, sondern auch umfangreiche Subdisziplinen (ebd.). Die Scientific Communities tragen die wissenschaftliche Disziplin, indem sie „einen Prozess der Selbstreproduktion in Gang setzen“ (Balsiger 2005, S. 66), der auch die nachfolgende Generation von NachwuchswissenschaftlerInnen sozialisiert. Disziplinen spielen für die wissenschaftliche Ausbildung und die Vermittlung der wesentlichen Grundlagen sowie der theoretischen und methodisch-konzeptionellen Herangehensweisen und damit schlussendlich für die Verortung des/r WissenschaftlerIn durchaus im Sinne der „disziplinären Heimat“ (Balsiger 2005, S. 56) eine wichtige Rolle.

Der enorme Wissenszuwachs hat in den letzten Jahren zu einer starken Ausdifferenzierung und Spezialisierung in den einzelnen Fächern und zur Ausbildung spezifischer Scientific Communities geführt. Neben gemeinsamen disziplinären Anknüpfungspunkten entsteht damit jedoch auch eine hohe Divergenz in den methodologischen Herangehensweisen und des wissenschaftlichen Kanons, was auch zu einer Ausdifferenzierung der Scientific Communities führt (Schützenmeister 2008). Nicht immer ist es einfach und unumstritten, was als eigenständige Disziplin oder als Subsubdisziplin oder Spezialgebiet betrachtet wird (ebd.). Zugleich wird in Anbetracht der zu bearbeitenden Forschungsfragen die Bedeutung interdisziplinärer Forschungsansätze hervorgehoben und damit die disziplinären Grenzen in Frage gestellt.

Das Berufsfeld Gesundheit ist gekennzeichnet durch unterschiedliche Berufe und Professionen (siehe hierzu aktuell: Streckeisen 2015, Vogd 2015, Bollinger & Gerlach 2015), die über eine sehr differente wissenschaftliche Tradition verfügen und auf unterschiedlichen Stufen der Professionalisierung stehen. Mit der Akademisierung der Gesundheitsberufe geht eine „Verwissenschaftlichung“ der Ausbildung wie auch des Berufes selbst einher. Der Wissenschaftsrat (2012) konstatiert in seinem Gutachten entsprechend nicht nur den Bedarf an akademischen Ausbildungsangeboten, sondern fordert eine parallele Entwicklung und Etablierung der entsprechenden Fachdisziplinen. Hierfür ist insbesondere einem Ausbau hochschulischer Strukturen und einer Qualifizierung des wissenschaftlichen Nachwuchses Rechnung zu tragen. So heißt es in dem Gutachten: „Darüber hinaus umfasst der mit der Akademisierung verbundene Prozess der wissenschaftlichen Disziplinbildung auch den Auf- und Ausbau von eigenständiger Forschung und – damit eng verbunden – von wissenschaftlichen Forschungswegen." (Wissenschaftsrat 2012, S. 65)

Die Anforderungen an die sich neu etablierenden Disziplinen sind hoch und schließen neben der Entwicklung eines angemessenen Methodenrepertoires und theoretischer Rahmenkonzepte im Sinne einer disziplinären Entwicklung auch die Analyse des eigenen Berufes und der beruflichen Tätigkeit ein.

Nachwuchs und Disziplinentwicklung im Berufsfeld Gesundheit

Die Karrierewege für Angehörige der Gesundheitsberufe sind häufig geprägt durch eine Suche nach passenden Andockstellen – einschlägige Promotionsmöglichkeiten bestehen oftmals nicht (siehe hierzu Wissenschaftsrat 2012). Trotz der Zunahme an Studiengängen und neu eingerichteter Professuren hat die Etablierung von strukturierten Promotionsprogrammen nicht im gleichen Maße Schritt gehalten. Insgesamt gibt es in Deutschland nur wenig einschlägige Promotionsprogramme, die allesamt inhaltlich breit und im weiteren Sinne der Gesundheitswissenschaften zuzuordnen sind und damit nicht explizit die Generierung einer disziplinären Fundierung in den Gesundheitsberufen adressieren. Das heißt nicht, dass im Rahmen solcher Promotionsprogramme keine disziplinspezifischen Promotionen verfasst werden, jedoch ist ihr Anteil insgesamt betrachtet eher klein. Insgesamt wurden in Deutschland bspw. in den Gesundheitswissenschaften im Jahre 2013 39 Promotionen abgeschlossen, daraus lässt sich aber nicht die Gesamtzahl der einschlägigen Promotionen im Berufsfeld Gesundheit ableiten, da Promotionsarbeiten auch mit anderer disziplinärer Verortung verfasst werden (siehe hierzu Wissenschaftsrat 2012).

Zieht man als eine weitere Facette den Promotionskontext hinzu, fällt die Dominanz der (Fach-)Hochschulen auf, die wesentlich in den Prozess der Akademisierung eingebunden sind. Nur wenige Universitäten bieten Studiengänge für die Gesundheitsberufe an. Damit ist auch die Betreuung von Promovierenden eingeschränkt, da (Fach-)Hochschulen bislang kein eigenes Promotionsrecht haben. Entsprechend sind Vernetzungen mit Universitäten im Sinne von kooperativen Promotionen erforderlich.

Deutlich weiter ist die Entwicklung in der akademischen Ausbildung bei den Gesundheitsberufen. Am Beginn der Akademisierung der Gesundheitsberufe stand in die Deutschland die Pflege; inzwischen werden weitere Gesundheitsberufe auch akademisch – mit unterschiedlichen Studienmodellen – ausgebildet. Grundlage sind hierfür entsprechende Modellklauseln in den bestehenden gesetzlichen Regelungen. Die Einrichtung dualer Studiengänge in der Alten- und Krankenpflege ermöglicht ein Passus im Krankenpflegegesetz von 2003 (§ 4 Abs. 6-7 KrPflG) zur Erprobung von Ausbildungsangeboten, die erweiterte Kompetenzen zur Ausübung der Heilkunde fördern sollen. Diese Ausbildungsmodelle können an Hochschulen erfolgen. Der Passus nimmt Bezug auf die Modellklausel des §63 Abs. 3c SGB V, der Vorhaben zur Übernahme ärztlicher Tätigkeiten für Angehörige der Gesundheits- und Krankenpflege sowie der Altenpflege auf der Grundlage entsprechender Qualifizierung vorsieht. Seit der Einführung des Modellpassus im KrPflG ist ein sprunghafter Anstieg von Studiengängen der dualen Pflege zu beobachten. Im Jahr 2012 gab es 37 grundständige pflegeberufsausbildende Studiengänge, inzwischen dürfte die Anzahl schon wieder gestiegen sein (Stöcker & Reinhard 2012, S. 1).

Eine akademische Ausbildung ist ebenfalls für folgende Gesundheitsberufe: Ergo-, PhysiotherapeutInnen, LogopädInnen, Hebammen/Entbindungspfleger, NotfallsanitäterInnen auf Basis entsprechender Modellklauseln in den Berufsgesetzen möglich (Igl 2015). Bei einigen dieser Berufe gibt es inzwischen ein breites Spektrum von Hochschulen, die ein duales Studium anbieten, bei anderen Berufsgruppen wie zum Beispiel der Heilerziehungspflege sind diese derzeit noch sehr reduziert. Neben den dualen Studiengängen im Bereich der Pflege gibt es vor allem in der Physiotherapie inzwischen ein ausgeweitetes Angebot an Studiengängen. Ebenso wie im Bereich der Pflege haben sich auch für die Physiotherapie heterogene Studienstrukturen entwickelt. Eine Erklärung hierfür ist, dass die Hochschulen bei der Gestaltung von Studiengängen autonom sind und sie sich an dem Hochschulausbildungsrecht der Länder ausrichten (Igl 2013).

Bundesweit wurden 32 Bachelor- und 13 Masterstudiengänge für Physiotherapie etabliert, sie werden ebenso wie in der Pflege vor allem von den (Fach-)Hochschulen angeboten (Darmann-Finck 2013, S. 67). Zu den Studiengängen zählen auch berufsgruppenübergreifende Studiengänge wie z. B. die Bachelor-Studiengänge Medizinalfachberufe oder Health Care Studies; reine Physiotherapiestudiengänge sind 25 Bachelor- und sechs Masterstudiengänge (ebd., S. 67-68). In Kooperation mit Berufsfachschulen bieten ausländische Hochschulen derzeit drei Bachelor- und zwei Masterstudiengänge an, die deutschen Studierenden offenstehen. Drei der Bachelorstudiengänge in den Niederlanden beinhalten den Berufsabschluss Physiotherapie[1], der vierte Studiengang setzt die Physiotherapieausbildung[2] voraus (Darmann-Finck 2013, S. 67-68). Für den Zugang zu den beiden Masterstudienangeboten werden, neben der abgeschlossenen Ausbildung, auch spezielle Weiterbildungszertifikate[3] oder eine Berufsausübungsberechtigung des Studienlandes[4] gefordert (ZVK 2012, S. 32-35). Ebenso wie in der Pflege gibt es inzwischen auch für die Physiotherapie die Möglichkeit, berufspädagogische Studiengänge in Deutschland zu belegen (Bonse-Rohmann 2011, Weyland & Reiber 2013, ZVK 2012). Physiotherapeuten können sich bei elf akkreditierten Berufspädagogik-Studiengängen einschreiben. Es handelt sich überwiegend um Studiengänge, die auch anderen Berufen des Gesundheitswesens offenstehen (ZVK 2012, S. 36-42).

Einen Anstieg an Studienmöglichkeiten für den Bereich Sozialwesen/Erziehung/Gesundheit/Pflege insgesamt zeigen die Daten des Bundesinstitutes Berufsbildung (BIBB): 2007 waren 23 duale Studiengänge und 2014 bereits 158 Studiengänge registriert (BIBB 2014, S. 9). Das BIBB differenziert die Daten allerdings nicht weiter. Der Wissenschaftsrat (2012) unterstützt die

1 Bachelor: Hogschool Thim van der Laan, Utrecht, NL; Hochschule Fontys in Eindhoven, NL; Hogschool Zuyd in Heerlen, NL.

2 Hogeschool Arnheim und Nijmegen, NL.

3 Master-Studiengang: Manuelle Therapie (MSc ACP) der University of Teesside, United Kingdom.

4 Master- Studie Physiotherapie der Donau-Universität Krems, Österreich.

akademische Grundausbildung im Bereich der Pflege sowie der Therapieberufe und der Geburtshilfe und empfiehlt eine akademische Ausbildungsquote von 10 bis 20 Prozent pro Ausbildungsjahr (Wissenschaftsrat 2012, S. 85). Weder im Bereich der Physiotherapie (Darmann-Finck 2013) noch der Pflege (Stöcker 2012) ist derzeit das vom Wissenschaftsrat angestrebte Akademisierungsniveau von 10-20 Prozent erreicht.

Zur Akademisierung in Gesundheitsberufen, insbesondere im Bereich der Pflege, werden seit einiger Zeit kontroverse gesundheitspolitische Diskussionen geführt (Moers et al. 2012). Unterschiedliche Argumente werden angeführt, die sich sowohl auf die derzeitigen Ausbildungsstrukturen wie auch auf die zukünftigen Anforderungen an Professionelle im Gesundheitswesen beziehen. Neben Effekten auf die Ausbildungsstrukturen insbesondere bei den Berufsfachschulen (Walkenhorst 2011) bestehen erhebliche Probleme im Transfer in die Berufspraxis. So sind das Profil, das Tätigkeitsfeld und die Einkommenssituation der akademisch gebildeten Gesundheitsberufe sowie der Nutzen für den Patienten/die Patientin derzeit noch unklar. Erste Ergebnisse liegen für den Bereich der Pflege vor, die zeigen, dass es einen signifikant positiven Zusammenhang zwischen dem Einsatz von akademisch ausgebildeten Pflegenden und dem Patientenoutcome gibt (Darmann-Finck 2013). Zur Förderung einer weiteren Akademisierung der Gesundheitsberufe und zur Etablierung der akademisch gebildeten Gesundheitsberufe im Gesundheitswesen ist hier weitere Forschung nötig.

Die Entwicklung von Disziplinen im Berufsfeld kann durch die Akademisierung in den Gesundheitsberufen profitieren. Hierdurch werden ein Austausch zwischen Theorie und Praxis und eine wissenschaftliche Reflexion der Praxis in unterschiedlicher Weise institutionalisiert, sei es durch die Einbindung von Lehrenden aus der Berufspraxis in die akademische Lehre, durch die enge Kooperation der Berufsfachschulen mit den Hochschulen oder durch das forschende Lernen der Studierenden bspw. im Rahmen von Projekten oder Bachelor- und Masterarbeiten. Dies trägt zu den wesentlichen Bedingungen einer Disziplinentwicklung wie der Entwicklung einer Scientific Community, spezifischer methodischer und theoretisch-konzeptioneller Ansätze sowie berufsspezifischer Forschungsfragen und Ausbildungsstandards bei. Allerdings wird ein solches Unterfangen nur gelingen, wenn auch eine entsprechende strukturelle Verankerung erfolgt. Eine wesentliche Voraussetzung hierfür ist die Einrichtung von disziplinspezifischen Lehrstühlen, die hohe wissenschaftliche Standards in Forschung und Lehre sicherstellen.

Fazit

Mit der Akademisierung ist ein grundlegender Wandel der Verbindung zwischen Wissenschaft und Praxis bei den Gesundheitsberufen erfolgt. Durch die stärkere wissenschaftliche Fundierung in der Ausbildung der nächsten Generation von Gesundheitsfachkräften wird eine wesentliche Grundlage dafür gelegt, dass wissenschaftliches Denken, Arbeiten und Reflektieren in der Berufspraxis auch durch die jeweils in den Berufen qualifizierten Fachkräfte erfolgen kann. Allerdings begegnet dieser neuen Ausgangssituation eine berufspraktische und hochschulische Realität, die hinter den Ansprüchen der Akademisierung hinterherhinkt. Um langfristig adäquate Bedingungen für die Qualifizierung des wissenschaftlichen Nachwuchses zu schaffen und damit auch die Entwicklung von Disziplinen zu fördern, bedarf es eines ganzen Bündels von Aktivitäten. Diese lassen sich auf Seiten des wissenschaftlichen Nachwuchses wie folgt kurz skizzieren:

- Integration von Forschungsinhalten in den Studiengängen mit einem Theorie- und Praxisbezug,
- Verbesserung der Planbarkeit von wissenschaftlichen Karrieren in diesen Fächern,
- Etablierung eines Pools von BetreuerInnen für Promotionsarbeiten,
- Förderprogramme für PromovendInnen mit unterschiedlichen Biographien,
- Schaffung von strukturierten Programmen für PromovendInnen.

Die Entwicklung der Disziplinen kann durch die Einrichtung von strukturierten Promotionsprogrammen in hohem Maße profitieren, da von hier wesentliche theoretisch-konzeptionelle und auch methodologische Impulse ausgehen sowie Grundlagen für eine empirische Absicherung von disziplinspezifischen Fragestellungen erzielt werden können. Wissenschaftliche Beiträge sind erforderlich für ein grundlegendes Verständnis des Berufes bzw. des Berufsfeldes (professionsbezogene Forschung), der Erarbeitung von grundlegenden Theorien und Konzepten des jeweiligen beruflichen Handelns und Wirkens (Grundlagen- und Anwendungsforschung) sowie des

Beitrages des beruflichen Handlungsbereiches in der Gesundheitsversorgung (Versorgungsforschung). Neben disziplinbezogenen Programmen sind für den Aufbau von Disziplinen im Berufsfeld Gesundheit auch interdisziplinäre Förderungen erforderlich. In aktuellen Förderprogrammen wird bereits explizit auf die Gesundheitsberufe hingewiesen, was als erster wichtiger Schritt betrachtet werden kann.

Unbestritten ist, dass Wissenschaft ohne wissenschaftlichen Nachwuchs nicht zu denken ist. Die Wege in die Wissenschaft sind für Angehörige der Gesundheitsberufe sehr heterogen und oftmals mit vielen Unsicherheiten verbunden.

Hier gilt es dringend Abhilfe zu schaffen, denn ohne wissenschaftlichen Nachwuchs

- ist eine langfristige Entwicklung der Wissenschaften nicht möglich;
- fehlen wichtige Impulse für die Entwicklung neuer Disziplinen insb. im Gesundheitsbereich;
- fehlt der frische Wind, Dinge neu zu betrachten;
- fehlen die, die Themen weitertreiben.

Literatur

Balsiger, P. (2005). Transdisziplinarität. München: Wilhelm Fink Verlag.

Beaufaÿs, S. (2012). Zugänge zur Promotion. Welche selektiven Mechanismen enthält die wissenschaftliche Praxis?. In: Huber, N., Schelling, A., Hornbostel (Hrsg.): Der Doktortitel zwischen Status und Qualifikation. IFQ-Working Paper 12. Berlin, S. 163-172. Verfügbar unter: http://www.forschungsinfo.de/Publikationen/Download/working_paper_12_2012.pdf [Letzter Zugriff: 31. Mai 2015].

BIBB - Bundesinstitut für Berufsbildung (2014). AusbildungPlus. duales Studium in Zahlen. Trends und Analysen. Verfügbar unter: http://www.bibb.de/dokumente/pdf/a33_ausbildungplus_duales_studium_in_zahlen_2015.pdf [Letzter Zugriff: 22. Mai 2015].

BMBF - Bundesministerium für Bildung und Forschung (2006): Wissenschaftlicher Nachwuchs unter den Studierenden. Empirische Expertise auf der Grundlage des Studierendensurveys. Verfügbar unter: http://www.bmbf.de/pub/wissenschaftlicher_nachwuchs_unter_den_studierenden.pdf [Letzter Zugriff: 31. Mai 2015].

Bollinger, H., Gerlach, A. (2015). Profession und Professionalisierung im Gesundheitswesen in Deutschland. Zur Reifikation soziologischer Kategorien. In: Pundt, J., Kälble, K. (Hrsg.). Gesundheitsberufe und gesundheitsberufliche Bildungskonzepte. Bremen: Apollon University Press, S. 83-103.

Bonse-Rohmann, M. (2011). Neue Strukturen der Lehrbildung in den beruflichen Fachrichtungen Gesundheit und Pflege. In: Bonse-Rohmann, M., Burchert, H. (Hrsg.). Neue Bildungskonzepte für das Gesundheitswesen. Bertelsmann: Bielefeld, S. 9-29.

Briedis, K., Jaksztat, S., Schneider, J., Schwarzer, A., Winde, M. (2013): Personalentwicklung für den wissenschaftlichen Nachwuchs. Bedarf, Angebote und Perspektiven. Eine empirische Bestandsaufnahme. HIS: Projektbericht. Hannover. Verfügbar unter: http://www.stifterverband.com/akademische_personalentwicklung/personalentwicklung_wissenschaftlicher_nachwuchs.pdf [Letzter Zugriff: 22. Mai 2015].

Darmann-Finck, I., Muths, S., Görres, S., Beckmann, H., Adrian, C., Stöver, M. & Bomball (2013). Inhaltliche und strukturelle Evaluation der Modellstudiengänge zur Weiterentwicklung der Pflege- und Gesundheitsfachberufe in NRW. Erster Zwischenbericht 15. Februar 2013. Verfügbar unter: http://www.mgepa.nrw.de/mediapool/pdf/pflege/1-Zwischenbericht-Evaluation-Modellstudiengaenge_Februar-2013.pdf. [Letzter Zugriff: 22. Mai 2015].

Deutsche Enzyklopädie (2015). Disziplin. Verfügbar unter: http://www.enzyklo.de/Begriff/Disziplin [Letzter Zugriff: 31. Mai. 2015].

Deutscher Bundestag (2013). Bundesbericht Wissenschaftlicher Nachwuchs 2013. Drucksache 17/13670. Köln: Bundesanzeiger Verlagsgesellschaft mbH. Verfügbar unter: http://www.buwin.de/buwin/2013/ [Letzter Zugriff: 31. Mai 2015].

Gesetz über die Berufe in der Krankenpflege (Krankenpflegegesetz – KrPflG) vom 16. Juli 2003 (BGB1.S. 1442), zuletzt geändert durch Artikel 35 vom 6. Dezember 2011 (BGB1 S. 2515). Verfügbar unter: http://www.gesetze-im-internet.de/krpflg_2004/ [Letzter Zugriff: 22. Mai 2015].

Igl, G. (2015). Situation und aktuelle rechtliche Entwicklungen im Bereich der Gesundheitsberufe. In: Pundt, J., Kälble, K. (Hrsg.). Gesundheitsberufe und gesundheitsberufliche Bildungskonzepte. Bremen: Apollon University Press, S. 107-137.

Jaksztat, S., Preßler, N., Briedis K. (2012). Promotionen im Fokus. Promotions- und Arbeitsbedingungen Promovierender im Vergleich. HIS: Forum Hochschule 15. Hannover. Verfügbar unter: http://www.dzhw.eu/pdf/pub_fh/fh-201215.pdf [Letzter Zugriff: 31. Mai 2015]

Loos, S., Sander, M., Albrecht, M. (2014). Systematische Situationsanalyse zum wissenschaftlichen Nachwuchs in der klinischen Forschung. Endbericht. Berlin. Verfügbar unter: http://www.dlr.de/pt/PortalData/45/Resources/a_dokumente/gesundheitsforschung/IGES-Studie_Nachwuchs_Ergebnisbericht.pdf [Letzter Zugriff: 31. Mai 2015]

Moers, M., Schöninger, U., Böggemann, M. (2012). Chancen und Risiken für die Professionalisierung der Pflegeberufe und die Entwicklung der Pflegewissenschaften. Pflege und Gesellschaft 37 (3): 232-248.

Schützenmeister, F. (2008). Zwischen Problemorientierung und Disziplin. Ein koevolutionäres Modell der Wissenschaftsentwicklung. Bielefeld: Transkript Verlag.

Siegrist, J. (1996). Soziale Krisen und Gesundheit. Göttingen: Hogrefe.

Siegrist, J. (2015). Arbeitswelt und stressbedingte Erkrankungen. Forschungsevidenz und präventive Maßnahmen. München: Elsevier.

Statistisches Bundesamt (2014). Bildung und Kultur. Prüfungen an Hochschulen 2013. Fachserie 11, Reihe 4.2. Wiesbaden. Verfügbar unter: https://www.destatis.de/DE/ZahlenFakten/GesellschaftStaat/BildungForschungKultur/Hochschulen/Hochschulen.html [Letzter Zugriff: 31. Mai 2015]

Stöcker, G & Reinhard, M. (2012). Grundständige pflegeberufeausbildende Studiengänge in Deutschland. Verfügbar unter: http://www.dbfk-pflege-als-beruf.de/downloads/Synopse_grundst__ndig.pdf [Letzter Zugriff: 22. Mai 2015].

Streckeisen, U. (2015). Plädoyer für eine kritische Weiterentwicklung der strukturtheoretisch orientierten Professionstheorie. Eine Bilanz, ein Vorschlag, und ein Blick auf berufliche Entwicklungen. In: Pundt, J., Kälble, K. (Hrsg.). Gesundheitsberufe und gesundheitsberufliche Bildungskonzepte. Bremen: Apollon University Press, S. 39-61.

Vogd, W. (2015). Warum die (ärztliche) Profession auch in Zukunft nicht verschwindet. Systemtheoretische Überlegungen. In: Pundt, J., Kälble, K. (Hrsg.). Gesundheitsberufe und gesundheitsberufliche Bildungskonzepte. Bremen: Apollon University Press, S. 63-81.

Walkenhorst, U. (2011). Akademisierung der therapeutischen Gesundheitsberufe. Chancen und Herausforderungen für Berufe im Übergang. bwpat Spezial (5): 1-17.

Wissenschaftsrat (2012). Empfehlungen zu hochschulischen Qualifikationen für das Gesundheitswesen. Drs. 2411-12. Verfügbar unter: http://www.wissenschaftsrat.de/download/archiv/2411-12.pdf [Letzter Zugriff: 31. Mai 2015].

ZVK – Deutscher Verband für Physiotherapie e. V. (2015). Studiengänge Physiotherapie. Verfügbar unter: https://www.physio-deutschland.de/fileadmin/data/bund/Dateien_oeffentlich/Beruf_und_Bildung/Studium/Studieng%C3%A4nge_Physiotherapie.pdf (letzter Stand: 07.05.2015). [Letzter Zugriff: 01. Juni 2015].

„Zwischen Theorie und Praxis" – Promotionen in den Therapiewissenschaften

Robert Richter

In den anwendungsorientierten Therapieberufen[1] ist die Forschung häufig eng an die Praxis gebunden. Fragestellungen für den wissenschaftlichen Bereich ergeben sich aus dem Handlungsfeld. Anwendungsforschung hat dabei zum Ziel, das berufliche Handeln im Sinne von Wirksamkeitsnachweisen zu belegen und zu begründen, die Relevanz von berufsspezifischem Handeln für Versorgungsprozesse nachzuweisen oder Transformationen und Adaptationsleistungen von Handlungsweisen anderer Fächer auf das eigene zu übertragen. In Erweiterung dieser Forschungsperspektiven rückt vermehrt das ebenfalls praxisorientierte Ansinnen interdisziplinärer Forschungsvorhaben zur Verbesserung der Versorgungsqualität in den Fokus (Heise, 2013: 45). Zudem führt eine hauptsächliche Verortung der etablierten therapeutischen Studiengänge an (Fach-)Hochschulen zu eingeschränkten finanziellen und zeitlichen Forschungsressourcen sowie zu begrenztem Zugang zu Drittmitteln. Es wird daher empfohlen, Prioritäten für die wenigen möglichen Forschungsprojekte zu setzen, die „förderfähige Forschungsthemen mit hohem Innovationspotential für die verbesserte Versorgung ihrer Klienten im Gesundheitswesen priorisieren" (Voigt-Radloff et al., 2014: 55). Aufgrund struktureller Rahmenbedingungen sowie externer Forderungen (z. B. nach Wirksamkeitsbelegen) fällt diese Priorisierung auch in Forschungsvorhaben im Rahmen von Promotionen vorrangig zugunsten der Anwendungsforschung aus und vernachlässigt die Theoriebildung. Letztere wird zudem häufig kritisch in ihrem Sinn für ein anwendungsorientiertes Fach hinterfragt.

Der vorliegende Beitrag geht aus einer systemtheoretischen Perspektive auf den Wert von Theoriebildung auch in angewandten Wissenschaften ein und zeigt die Bedeutung von Promotionen für diese Theoriebildung auf.

---

1 Als Therapieberufe werden hier die Physiotherapie, Ergotherapie und Logopädie verstanden.

Die Theorie-Praxis-Beziehung im Differenzmodell

Zwischen den Prozessen der wissenschaftlichen Disziplinbildung, der Akademisierung sowie Professionalisierung von Berufen existieren zahlreiche Interdependenzen (u.a. Kuhn, 2012; Stichweh, 1994; Fleck, 1980). Im Idealfall sind es parallel laufende Prozesse, die sich gegenseitig befördern, aber auch hemmen können und ein kritisches Hinterfragen durch die Akteure zulassen (ebd). Die wechselseitigen Abhängigkeiten können als Theorie-Praxis-Beziehung verstanden werden, was einschließt, dass Theorie und Praxis zwei zunächst getrennte gesellschaftliche Subsysteme sind. Über einen als gemeinschaftlich verstandenen Gegenstand können diese miteinander in Beziehung treten. Dabei nehmen beide Systeme eine spezifische Perspektive zu diesem Gegenstand ein und definieren ihr Handlungsfeld aus dieser Spezifik heraus (Richter, 2015: 37-41). So kann beispielsweise der Gegenstand der Bewegung von der Theorie in abstrakten Modellen und Theorien gefasst werden. Diese erlauben wiederum allgemeine Aussagen über das wahrscheinliche Eintreten eines Bewegungsergebnisses unter definierten Störimpulsen. Für die Praxis wiederum ist der Begriff der Bewegung an die spezifische (Stör-)Situation eines Patienten gebunden. Dies kann die Mundmotorik ebenso betreffen wie den Gang oder die Funktionalität der Hand. Das angestrebte Bewegungsziel wird mittels kognitiver und intuitiver, handlungsleitender Entscheidungen in einem Therapieplan umgesetzt, der ebenso das wahrscheinliche Eintreten des angestrebten Bewegungsergebnisses impliziert.

Gemäß Ludwig (2015: 17-21) prüft die Wissenschaft im Sinne des Differenzmodells die Gültigkeit von Erklärungsmodellen auf Basis der Grundannahme von „Offenheit und Vagheit des Wissens", während die Alltagspraxis zur Absicherung von Handlungsausübungen gesichertes Wissen erwartet. Jedoch ist die „Wissenschaft […] vom Entscheidungsdruck der Alltagspraxis relativ entlastet, sie nimmt eine kritische Haltung zur Welt ein und prüft die Geltung von Aussagen" (ebd: 20). An dieser Stelle offenbart sich aufgrund unterschiedlicher Erwartungs- und Anspruchshaltungen von Theorie und Praxis eine Diskrepanz. Die Praxis entwickelt zunächst unabhängig von der Wissenschaft eigene, auf unterschiedlichen Wegen begründete Handlungsstrategien, um die Alltagspraxis bewältigen zu können. Die Praxis verfügt somit über ihre eigene Theorie (ebd). Es handelt sich also bei Theorie und Praxis im hier verwandten Verständnis um zwei unterschiedliche, abgrenzbare Systeme gesellschaftlicher Realität, „deren Beziehung durch Interpretation und Reinterpretation charakterisiert ist" (ebd: 20).

Es existiert demnach keine Theorie-Praxis-Beziehung per se. Diese kann erst über einen aufwendigen wechselseitigen Austausch- und Verständigungsprozess hergestellt werden. So können Theorie und Praxis in eine Beziehung eintreten, die die unterschiedlichen Perspektiven auf den gemeinschaftlichen Gegenstand berücksichtigt und ggf. zu verändern in der Lage ist. „Damit Theorien als wissenschaftliches Wissen in der Gesellschaft Geltung erhalten, müssen sie sich von der Praxis mit eigenen Rationalitätskriterien abgrenzen. Umgekehrt kann sich die Praxis wissenschaftliches Wissen nur dann zu Eigen machen, wenn sie das Wissen seiner wissenschaftlichen Identität entkleidet und praktisch wendet" (Beck/Bonß, 1989:11, zit. n. Ludwig, 2015: 20). Zwischen Theorie und Praxis gibt es somit einen Gap. Über diesen muss sinnbildlich eine Brücke gebaut werden, was wiederum aufwendig ist und über wechselseitige Mitteilungen von Sichtweisen und Erkenntnis hinaus geht. Eine aktive Beziehungsgestaltung und -pflege ist indiziert.

Die Lehre als Mediatorin zwischen Theorie und Praxis

Gleichzeitig zu ihren Wesen als sowohl abgrenzbar selbstreferentielle wie auch gesellschaftsbezogene Systeme bilden Theorie und Praxis die Grundlage für die akademische Lehre. Theorien und Modelle, Gegenstände und Erkenntnismethoden sind die Basis für den Wissenserwerb der nachfolgenden Generation im Berufs- und Wissenschafts- sukzessive Praxis- und Theoriefeld. Ebenso, beziehungsweise vorrangig, nimmt die anwendungsorientierte Lehre von praktischen Fertigkeiten, angewandten Methoden, Handlungsmodellen und -konzepten sowie praxisbezogenen theoretischen Rahmungen einen zentralen Stellenwert in akademischen Ausbildungen anwendungsbezogener Fächer wie denen der Therapieberufe ein. Handlungsentscheidungen in der Praxis sind zu jedem Zeitpunkt an Therapeutenwissen gebunden, welches auf die spezifische Patientensituation adaptiert werden soll.

Damit stellt die akademische Lehre einen neuralgischen Punkt in der Theorie-Praxis-Beziehung dar: Die Mehrheit der AbsolventInnen von Studiengängen geht in das Praxisfeld, ein geringerer Teil vollzieht eine wissenschaftliche Karriere (Ludwig/Nuissl, 2012: 273). Für beides muss ein Studium qualifizieren, ohne den Anspruch an wissenschaftlichen Tiefgang aufzugeben. Gleichzeitig soll wissenschaftliches Wissen auch transferfähig in das Praxisfeld für die Studierenden angeboten werden (Richter, 2015: 40). Gemäß des Differenzmodells der Theorie-Praxis-Beziehung scheinen beide Pole der Beziehung über einen gemeinsamen Gegenstand angenähert werden zu können. Jedoch ist dies nur mit einem gewissen didaktischen, methodischen sowie kommunikativen Aufwand realisierbar. Bildet man allerdings in einer akademischen Ausbildung zunächst ein wissenschaftstheoretisches Grundverständnis heran, versetzt man die Studierenden in die Lage, sowohl Theorie als auch Praxis als zwei differierende gesellschaftliche Subsysteme zu begreifen. Das wechselseitige Erschließen von Theorie und Praxis über Interpretation und Reinterpretation befähigt Studierende zu professionellem Handeln und zur Gestaltung einer gelingenden Theorie-Praxis-Beziehung. „Professionelle Kompetenz umfasst die Fähigkeit, umfassende theoretische Kenntnisse in sozialen Situationen angemessen verwenden zu können. [...] Angemessen [meint] das Vermögen, allgemeine Strukturen im besonderen Fall zu rekonstruieren, um ein tieferes Verständnis der Fallsituation zu erlangen und die eigenen Handlungsbegründungen und Entscheidungen zu verbessern" (Ludwig, 2015: 24). Dabei werden alltägliches Wissen und wissenschaftliches Wissen „zu einem professionellen Wissen transformiert" (Horn, 1999 und Vogel, 1999, zit. n. Ludwig, 2015: 24). Hier zeigt sich der Zirkelschluss zwischen dem wissenschaftlichen Wissen der Disziplin, der Akademisierung und der Profession notwendigerweise von wissenschaftstheoretischer Substanz bei den AkteurInnen abhängig. Die Herstellung von Professionalität über Akademisierung ist wesentlich von einem Theorie-Praxis-Verständnis abhängig, welches reflexiv und rekonstruktiv erschlossen wird (Richter, 2015: 38). Beispielsweise entspricht das Modell der Salutogenese zunächst einer abstrakten Theorie von durch Persönlichkeitseigenschaften beeinflusstem Stress- und Krankheitsverhalten; der sense of coherence ist eine relative Größe. Über die sense of coherence scale wird diese Größe jedoch standardisiert mess- und damit in der Praxis diagnostisch anwendbar (Brähler/Singer, 2007). Ohne die Theorie wäre die Messskala nicht entwickelbar gewesen, ohne die Übertragung in die und die Überprüfung durch die Praxis wäre die

Theorie auf Dauer haltlos. Das reflexive Wechselspiel von Theorie, Überprüfung in der Praxis und Veränderung der Theorie usw. ist ein langwieriger Prozess, der zunächst zeitlich nicht begrenzt ist.

Theorie und Praxis im Handlungsfeld

Der Gradmesser für ein Gelingen der beschriebenen Prozesse und deren zielgerichtetes Ineinandergreifen ist in angewandten Fächern wie denen der Therapieberufe die Versorgungssituation von PatientInnen und KlientInnen. Damit wird bereits deutlich, dass die Auseinandersetzung mit der Wissenschaft der Therapieberufe auch immer eine Auseinandersetzung mit deren Praxis ist und umgekehrt. „Die einfache Gegenüberstellung – hier Theorie, hier Praxis – ist jedoch schon lange nicht mehr tragfähig" (Faulstich, 2015, S. 8).

Einerseits fokussiert der therapiewissenschaftliche Evidenzbegriff auf eine interne, erfahrungsbasierte und eine externe, wissenschaftlich profunde Perspektive bei der Herbeiführung von Handlungsbegründungen im therapeutischen Alltag (Voelker, 2011, S. 73-84). Handlungswissen wird demnach nicht generell außerhalb der Praxis oder durch eine wissenschaftliche Evaluation der Praxis generiert, sondern über Berufserfahrung, interpersonellen Austausch und die permanente Anpassung von Lehrbuchwissen an komplexe Praxisprobleme auch innerhalb dieser. Pragmatische Ansätze der Generierung von Handlungswissen stehen hier im Vordergrund (Faulstich, 2015, S. 9) und sind eng verzahnt mit einer spezifischen Versorgungsrealität.

Andererseits legt Wissenschaft in einem systemischen Selbstverständnis ihren Absolutheitsanspruch des Erkennens von Wahrheit zugunsten des Erkennens von entwicklungs- und kontextgebundenen Wahrscheinlichkeiten ab. Erkenntnis kann nach diesem Verständnis immer nur so weit reichen, wie es die Entwicklung der Wahrnehmungsinstrumente erlaubt. Technisch, kognitiv oder forschungsdesignbedingt außerhalb der Wahrnehmung liegende Aspekte werden nicht erfasst und schränken die Verallgemeinerbarkeit und Generalisierbarkeit des Erkannten ein (Schäfer/Schnelle, 1980: VII-VIII). Gleichwohl kann durch analytisch-wissenschaftliche Ansätze Praxis derart in den Blick genommen werden, dass idealtypische Beschreibungen in Form von Theorien und Modellen ableitbar sind. Aus der Theorie lassen sich wiederum Handlungsbegründungen generieren. Die Summe der Theorien und Modelle erlaubt die Engfassung eines abgrenzbaren Wissenschafts- und Handlungsfeldes und darauf aufbauend das Erkennen und Generieren von Problem- und Fragestellungen. (Popper, 1934, S. 14–18 und 185–207)

Auf eine erkenntnistheoretisch vertiefte Differenzierung dieser Ansätze wird an dieser Stelle verzichtet. Popper (1934), Mannheim (1964) und Luhmann (1992) können neben anderen hier als weiterführende Literatur empfohlen werden. Im Folgenden soll vielmehr die Historizität und Kontextualität von Erkenntnis als verbindendes Element von Theorie und Praxis herausgestellt werden.

Die Abhängigkeiten der Erkenntnis – Der Sinn der Wissenschaftstheorie

Um Erkenntnis zu erlangen, bedarf es einer Struktur, einer Systematik, die passend zur angestrebten Erkenntnis diese zu erschließen in der Lage ist. Dabei existiert ein direkter Zusammenhang von Erkenntnisgegenstand und Erkenntnismethode. Es muss in einem möglichst hohen Maße gesichert sein, dass das forschungsmethodische Vorgehen geeignet ist, eine Problem- oder Fragestellung zu durchdringen und in derart abgesicherter Weise wahrscheinlichste Antworten zu geben. So entwickelt jede Wissenschaft mit der Zeit eine eigene Forschungsmethodologie, die in der Lage ist, die Gegenstände des Erkenntnisinteresses forschungspraktisch zu fassen. Dabei handelt es sich um einen wechselseitigen dynamischen Prozess. Die Beantwortung von Fragestellungen führt zu neuen Fragestellungen und zum Bedarf der Anpassung der verwendeten Forschungsmethoden an diese. Um die Tauglichkeit der verwendeten Methodik abzusichern, muss zum einen das Erkenntnisfeld bzw. der Gegenstand der jeweiligen Wissenschaft reflexiv hinterfragt werden. Zum anderen muss die Stringenz der Forschungsmethodik innerhalb der Forschungsmethodologie begründet werden. Und nicht zuletzt sollte auch die Wechselbeziehung von Gegenstand und Methode kritisch hinterfragt werden. (Richter, 2015: 13-17) Auf diese Weise entstehen aus „Forschungslinien" und einer „Forschungsidentität" (Ludwig/Nuissl, 2012: 274f) Theorien und Modelle, die zusammengefasst das oder die Paradigma/-en einer wissenschaftlichen Disziplin formulieren lassen (Kuhn, 2012: 28ff).

Diese Auseinandersetzung der Wissenschaft mit sich selbst hat zum Ziel, sich die historische Entwicklung ihrer Erkenntnisinstrumente sowie -inhalte (Forschungslinie) und der damit generierten, sozial und kulturell eingebundenen Wahrscheinlichkeiten in der jeweiligen Gegenwart zu vergewissern. Erkenntnis ist in Beziehung zur Gesellschaft zu reflektieren, um sich des eigenen Status' innerhalb dieser zu versichern (Forschungsidentität). In diesem selbstreferentiellen System begründet die jeweilige Wissenschaft ihren Status als eigenständige Disziplin (ebd.).

Wissenschaft kann sich somit nie nur zu einem Zeitpunkt definieren, sondern muss sich stets ihrer Entwicklung von Gegenständen und Methoden bewusst sein. Ein systemisches Ineinandergreifen von Forschungspraktiken, Thesen und Theorien kann überhaupt erst zum begründeten Vorgehen bei der Genese aktueller Erkenntnisse führen: „Die Urideen sind als entwicklungsgeschichtliche Anlagen neuzeitiger Theorien zu betrachten und ihr Entstehen ist denksozial zu begründen" (Fleck, 1980: 37). Das Wissen zu einem Gegenstand existiert somit nicht zu einem bestimmten Zeitpunkt, sondern ist das Ergebnis einer Entwicklung, die in jedem Moment ihres Geschehens an soziale und kulturelle Kontexte und nicht zuletzt an Praxisforschung gebunden war. Beispielhaft sei hier die Soziologie erwähnt: Man spricht im obigen Sinne nicht von der Geburtsstunde der Soziologie im Rahmen der erstmaligen Nennung des Begriffs durch die Veröffentlichung von „Système de politique positive, ou Traité de sociologie, instituant la religion de l'humanité" durch Auguste Comte (1851), sondern von der Entstehung der Soziologie als Wissenschaft in der zweiten Hälfte des 19. Jahrhunderts. Die Soziologie löste sich in einem langwierigen Prozess gesellschaftlicher und disziplinärer Entwicklung (Aufklärung) als Einzelwissenschaft über Theoriebildung und Empirie von ihren Mutterwissenschaften (z. B. der Philosophie).

Zusammengefasst ist die Selbstreflexion einer Wissenschaft das Ergebnis ihrer Auseinandersetzung mit der eigenen Historizität und Kontextualität. Diese Selbstreflexion versetzt eine wissenschaftliche Disziplin in die Lage, sich historisch und gegenüber der Gesellschaft zu begründen sowie sich gegen andere Wissenschaftsbereiche abzugrenzen. Wissenschaftliche Erkenntnis ist also auch in angewandten Wissenschaften von diesen Determinanten abhängig.

Die Promotion im Kontext der Wissenschaftstheorie

Die gegenwärtige Forschungsrealität der Therapieberufe in Deutschland ist als dürftig zu bezeichnen. In Fachzeitschriften und anderen Medien publizierte Forschungsergebnisse gründen in der Mehrzahl auf im Kontext von Master- und teilweise sogar Bachelorabschlüssen durchgeführten Forschungsvorhaben oder auf Studien, die „nebenbei", also neben einem hohen Lehrdeputat und ohne finanzielle oder personelle Förderung, von ForscherInnen beispielsweise als Forschungsprojekte im Rahmen der Lehre durchgeführt werden. Kleine Fall- oder Stichprobenzahlen, geringe theoretische Rückbindung, fehlende Erfahrung in der Anwendung von Forschungsmethoden und Weiteres bedingen nicht selten eine mäßige Qualität der Forschungsergebnisse (Richter, 2015: 126-216).

Voigt-Radloff et al. (2014: 55f) verweisen zu Recht darauf, dass die geringen Ressourcen für als originär zu verstehende therapeutische Forschung den vordringlichen Aufgaben zur Verfügung gestellt werden sollten. Und diese bestehen im Erbringen von Nachweisen zur Begründung der Relevanz der Therapieberufe im System der Gesundheitssicherung. Es gilt, die Relevanz therapeutischer Tätigkeit in Versorgungssituationen nachzuweisen und sich so das Handlungsfeld zu sichern. Viele wissenschaftlich ungesicherte therapeutische Maßnahmen laufen Gefahr, von Laien ausgeübt zu werden. So wird die Elektrotherapie – einst originäre Tätigkeit von PhysiotherapeutInnen – heute bereits häufig von Ärzten bzw. deren Medizinischen Fachangestellten durchgeführt. Kennzeichen einer Profession und Ziel akademischer Ausbildungen ist es jedoch, eine Befähigung zur Tätigkeit in dem Sinne anzubahnen, „[...] dass der Verdacht erst gar nicht aufkommen kann, der Beruf könne auch von einem gebildeten Laien ausgeübt werden" (Schaub/Zenke, 2000: 440).

Pragmatisch gesehen ist es in kleinen Forschungsprojekten zu stark eingegrenzten Praxisfragen oder auch durch Reviews und Metaanalysen mehrerer kleiner Forschungsvorhaben eher möglich, aussagefähige praxisorientierte Ergebnisse zu liefern, als in zeit- und kostenaufwändigen, theoretisch rückgebundenen empirischen Projekten, die dann auch noch einen wesentlichen Beitrag zur Theoriebildung leisten sollen.

Dennoch ist es unabdingbar, die Theoriebildung und damit die Wissenschaftsentwicklung auch in den Therapieberufen z. B. innerhalb von Promotionen voranzubringen. Die vorherigen Einlassungen begründen dies. Ergänzend sei angeführt, dass eine Unabhängigkeit in der Bewertung der Qualität wissenschaftlicher Erkenntnis nur durch ein unabhängiges Wissenschaftsgebiet erreicht werden kann. Wenn theoretische Rückbindung und Forschungsmethoden durch den Transfer aus Bezugswissenschaften erfolgen, werden auch die Gradmesser für Qualität mittransferiert, sodass in jedem Falle gegenstandsspezifische Adaptationen erfolgen müssen (Geuter/Bollert, 2007). Die Forschungsgegenstände der Therapieberufe sind jedoch nur bedingt aus anderen Wissenschaftsbereichen heraus argumentier- und erforschbar. Die Spezifik des Wesens eines Fachbereiches bedingt die Spezifik seiner Methoden und begründet notwendig, wenn auch nicht hinreichend, seine Existenzberechtigung als eigenständige Disziplin. Die alleinige Generierung von Theorien durch Transfer und Adaptation aus Bezugswissenschaften führt zu einem wissenschaftstheoretischen Problem: Die Adaptation muss theoriegeleitet und wissenschaftstheoretisch begründet erfolgen. Es schließt sich der Kreis, in dem es ohne fachspezifische wissenschaftstheoretische Begründung keine qualitativ hochwertige Forschung geben und damit keine Weiterentwicklung der theoretischen Grundlagen eines professionellen Handlungsfeldes erfolgen kann.

Also egal, ob eigene, originär therapiewissenschaftliche Theoriebildung erfolgt oder diese durch Transfer und Adaptation aus Bezugswissenschaften herbeigeführt wird, es läuft darauf hinaus, dass Frage- und Problemstellungen der Therapieberufe nur ausgehend von einer wissenschaftstheoretischer Basis bearbeitet werden können. Und nur eine wissenschaftlich hohe Qualität im akademischen Bereich der Therapieberufe kann zu einer Anerkennung durch andere Wissenschaften führen und eine gelingende Beziehung zur therapeutischen Praxis realistisch werden lassen.

Und genau hier setzt der Wert von Promotionen an. Diese sollen der Theoriebildung dienen und sich dazu in der Regel empirischer Befunde bedienen. Dies bedeutet, dass Theorie mittels empirischer Forschungsergebnisse neu generiert, bestätigt, erweitert, und/oder widerlegt wird. Hierfür erfolgt für gewöhnlich eine umfassende Aufarbeitung des Forschungsstandes, aus welchem sich die Forschungslücke und somit der Forschungsgegenstand des Promotionsvorhabens ergeben. Es erfolgt im Sinne einer guten wissenschaftlichen Praxis eine, von der aktuellen Theorie ausgehende, wissenschaftstheoretische Rückbindung des Forschungsdesigns.

Das Potential einer Promotion liegt also einerseits in ihrer Eigenschaft, auf Basis empirischer Untersuchungen theoriebildend für eine wissenschaftliche Disziplin zu sein. Eine Promotion führt also einen reflexiven und rekonstruktiven Erkenntnisakt aus. Andererseits geben Promotionen Antworten auf aktuelle Forschungsfragen und generieren einen Überblick zu einem Ausschnitt der wissenschaftlichen Disziplin. Damit ordnet sich eine Promotion in den Kanon von Historizität (Erhebung und kritische Würdigung des Forschungsstandes) und Kontextualität (Bearbeitung einer Forschungsfrage im Rahmen aktuell bestmöglicher Wissenschaftspraxis) ein und ist damit elementarer Bestandteil von Disziplinbildung. Sie wird über die systemischen Zusammenhänge von Wissenschaft, Akademisierung und Profession zudem ein potentielles Medium in der Theorie-Praxis-Beziehung. Fachspezifische Promotionen können daher die derzeitige Lücke in der Theoriebildung der Therapieberufe zumindest teilweise schließen, wenn sich die Promovierenden dieser Aufgabe bewusst sind, sowie ihr eine entsprechende Relevanz beimessen. Dann ist es auch möglich, dass sich Promotionen an bislang zumeist bezugswissenschaftlichen Fakultäten oder Instituten dennoch fachspezifisch verorten. Gleichzeitig sind die BetreuerInnen von Promotionen aufgefordert, diese Ausrichtung von Promotionen zu fördern und zu fordern.

Thesen

Im Duktus der diesem Sammelband zugrunde liegenden Veranstaltungen „Empowerment für die Promotion in Gesundheitsfachberufen“ (2011 und 2014) werden aus den obigen Darstellungen zwei Thesen abgeleitet, die folgend an Forderungen zu deren Umsetzung geknüpft werden:

1. Um sich entwickeln und angemessen im Feld der Akteure des Gesundheitswesens positionieren zu können, ist es erforderlich, dass die Therapieberufe eigene Disziplinen mit wissenschaftstheoretischem Fundament entwickeln. Nur so ist eine Autonomie gegenüber anderen Akteuren möglich. Und auch nur bei Existenz einer Theorie kann auch eine Theorie-Praxis-Beziehung hergestellt werden.
2. Die wissenschaftliche Verselbstständigung kann in den gegenwärtigen deutschen Bildungsstrukturen nur im universitären Kontext ge-

lingen, da nur in diesem eine erfolgreiche Theoriebildung unter anderem über wissenschaftliche Karrieren zu erwarten ist.

Forderungen

Die sich daraus ableitenden zentralen Forderungen lauten:

1. Die Therapieberufe sollten bemüht sein, Studiengänge und Forschungsstrukturen mit fachspezifischer Durchlässigkeit bis zu Habilitationen an Universitäten zu etablieren.
2. Wissenschaftliche Arbeiten im Bereich von Promotionen und Habilitationen sollten in besonderem Maße zur Theoriebildung der Therapieberufe beitragen. WissenschaftlerInnen in den Therapieberufen müssen über eine wissenschaftstheoretische Substanz verfügen und sollten sich dem Auftrag der Förderung von Theoriebildung in der eigenen Tätigkeit sowie in der wissenschaftlichen Nachwuchsförderung bewusst sein.

Literatur

Brähler, Elmar; Singer, Susanne (2007): Die „Sense of Coherence Scale". Textbuch zur deutschen Version. Vandenhoeck & Ruprecht, Göttingen.

Faulstich, Peter (2015): Reflexive Handlungsfähigkeit vermitteln – Aufgaben der Wissenschaft in der Erwachsenenbildung. In: Hessische Blätter für Volksbildung, Jg. 65, 1/2015, S. 8-16.

Fleck, Ludwik (1980): Entstehung und Entwicklung einer wissenschaftlichen Tatsache – Einführung in die Lehre vom Denkstil und Denkkollektiv. Suhrkamp, Berlin. (Neuauflage der Originalausgabe von 1935).

Geuter, Gunnar; Bollert, Gesche (2007): Das Rad nicht neu erfinden. In: pt_Zeitschrift für Physiotherapeuten, 59 (7): 794-798.

Heise, Kirstin-Friederike (2013): Prioritäten der physiotherapeutischen Forschung. In: physioscience 2013; 9(2): 45-46.

Kuhn, Thomas S. (2012): Die Struktur wissenschaftlicher Revolutionen. 23. Auflage (1. Deutsche Auflage 1973, erste Originalausgabe: The Structure of Scientific Revolutions, 1962 by the University of Chicago), Suhrkamp, Frankfurt/Main.

Ludwig, Joachim (2015): Zum Verhältnis von Wissenschaft und Erwachsenenbildung. In: Hessischer Volkshochschulverband (Hrsg): Hessische Blätter für Volksbildung, 1/2015: 17-26.

Ludwig, Joachim; Nuissl, Ekkehard (2012): Nachwuchssicherung und Entwicklung der Disziplin. In: Egetenmeyer, R.; Schüßler, I. (Hrsg): Akademische Professionalisierung in der Erwachsenenbildung. Theoretische Perspektiven und empirische Befunde. Schneider, Hohengehren: 273-280.

Luhmann, Niclas (1992): Die Wissenschaft der Gesellschaft. Suhrkamp, Frankfurt/M.

Mannheim, Karl. (Hrsg): Wissenssoziologie. Luchterhand, Neuwied.

Popper, Karl Raimund (1934): Logik der Forschung. Wien.

Richter, Robert (vorauss. Ende 2015): Physiotherapie und Wissenschaft. Bislang unveröffentlichte Dissertation an der Universität Potsdam, Institut für Erwachsenenbildung/Weiterbildung und Medienpädagogik.

Schäfer, Lothar; Schnelle, Thomas (1980): Ludwig Flecks Begründung der soziologischen Betrachtungsweise in der Wissenschaftstheorie. In: Fleck, L.: Entstehung und Entwicklung einer wissenschaftlichen Tatsache – Einführung in die Lehre vom Denkstil und Denkkollektiv. Suhrkamp, Berlin.

Schaub, Harald; Zenke, Karl G. (2000): Wörterbuch Pädagogik. 4. Auflage, Deutscher Taschenbuch Verlag, München.

Stichweh, Rudolph (1994): Wissenschaft, Universität, Professionen. Suhrkamp, Berlin.

Voelker, Claudia (2011)(Hrsg): Grundlagen wissenschaftlichen Arbeitens. Berlin: Cornelsen.

Voigt-Radloff, Sebastian; Lang, Britta; Antes, Gerd, 2014: Einführung: Forschungs- und innovationspotentiale in den Gesundheitsfachberufen. In: Evidenz, Fortbildung und Qualität im Gesundheitswesen, Supplement, Jg. 108/2014, S. 54-58.

„You'll never walk alone" – promovierende TherapeutInnen in Deutschland – eine Strukturdatenerhebung

Ina Thierfelder, Esther Goltz

Einleitung

Seit der Jahrtausendwende hat sich auch in Deutschland mit hoher Dynamik eine akademische Ausbildungslandschaft für therapeutische Gesundheitsberufe herausgebildet. Binnen zehn Jahren wurden zahlreiche Bachelorstudiengänge für die Fachrichtungen Ergo- und Physiotherapie sowie Logopädie eingerichtet. Hinzu kommen einige wenige konsekutive oder weiterführende Studiengänge auf Masterebene. Mit Beginn der zweiten Dekade der Akademisierung der therapeutischen Gesundheitsberufe drängen nunmehr weiterführende Fragen der Qualifizierung des wissenschaftlichen Nachwuchses auf die Agenda. Ins Blickfeld geraten dabei insbesondere die Möglichkeiten zum Nachweis einer eigenständigen wissenschaftlichen Qualifikation in Form einer Promotion (Thierfelder, 2013).

Die Beantwortung von Fragen, die Promotion in den therapeutischen Gesundheitsberufen betreffend, verlangt aber nicht nur fundierte Informationen über die viel diskutierten und als notwendig konsentierten Auswirkungen von Promotionen für die Professionalisierung der therapeutischen Gesundheitsberufe oder aber den Nutzen therapeutischer Promotionen letztendlich für die Gesundheits- und Krankenversorgung (Ewers et al., 2012). Von großer Bedeutung sind ebenso verlässliche Daten über das Bildungssegment Promotion als dritte Phase der akademischen Qualifizierung in den therapeutischen Gesundheitsberufen. Eben an diesen notwendigen Daten bspw. in Form von Bildungsberichten fehlt es in Deutschland weitgehend. Allgemein soll Bildungsberichterstattung „das Bildungsgeschehen in einer Gesellschaft transparent machen und damit Grundlage für öffentliche Diskussionen um Bildungsziele und für bildungspolitische Entscheidungen sein" (Döbert, 2007:18). Ziel ist die Dauerbeobachtung, Deskription und Evaluation eines Bildungssystems auf der Grundlage verlässlicher (Struktur-)Daten. Von Bedeutung ist dies, um aktuelle Bildungszustände aus der

Systemperspektive zu beurteilen sowie Entwicklungen derselben im Zeitverlauf aufzuzeigen. Dieses Wissen bildet zudem die Basis für eine kritische Aufklärung der Interessengruppen aus Öffentlichkeit, Politik, Wissenschaft und Verwaltung. Von Bedeutung sind verlässliche Daten für steuerungsrelevante Informationen als Handlungs- und Entscheidungsgrundlage.

Die Konzeptualisierung der nationalen Bildungsberichterstattung folgt dem Kontext-Input-Prozess-Output-Modell (Döbert & Klieme, 2010). Der Begriff Kontext bezeichnet in diesem Zusammenhang allgemeine gesellschaftliche Rahmenbedingungen, die sich auf Bildungsprozesse auswirken können, vom Bildungssystem aber kaum direkt beeinflussbar sind (Demographie, Lebens- und Sozialformen der Akteure, wirtschaftliche Entwicklungen auf dem Arbeitsmarkt). Als Input werden Strukturmerkmale bezeichnet, die vom Bildungssystem aus steuerbar sind (Bildungsausgaben, Personalressourcen, Bildungseinrichtungen/Bildungsangebote, BildungsteilnehmerInnen, Bildungsbeteiligung). Der Begriff Prozess wiederum steht für den Umgang mit Bildungszeiten (bspw. Verhältnis Regeldauer zu tatsächlicher Verweildauer) sowie für Bildungsübergänge (bspw. Übergänge zwischen den Stufen des Bildungssystems oder Einmündung in das Berufsleben). Als Output werden letztendlich Bildungsresultate (Bildungsabschlüsse, langfristige Bildungserträge) beschrieben (Döbert et al., 2009; Döbert & Klieme, 2010; Slotala & Ewers, 2012).

Ausgehend von diesen allgemeinen Ausführungen zur Bildungsberichterstattung können an das Bildungssegment Promotion in den therapeutischen Gesundheitsberufen verschiedene Fragen gestellt werden. Wie ist die quantitative und qualitative Situation der Angebote zur Promotion in den therapeutischen Gesundheitsberufen? Wie und von wem werden die Promotionsangebote nachgefragt? Welche erwünschten und unerwünschten Effekte werden mit den vorhandenen Promotionsangeboten erzielt? Diese Fragen können zum jetzigen Zeitpunkt allerdings nur durch Rückgriff auf vereinzelt vorliegende Sekundärdaten aus (nicht-)amtlichen statistischen Erhebungen auf Bundesebene beantwortet werden (Konsortium Bundesbericht Wissenschaftlicher Nachwuchs, 2013; Statistisches Bundesamt, 2010).

Zur Beantwortung der Fragen rund um das hier interessierende Bildungssegment der Promotion in den therapeutischen Gesundheitsberufen ist es darüber hinaus dringend notwendig, Primärdaten zu erheben und aufzubereiten. An dieser Stelle setzt der vorliegende empirische Beitrag an, indem er ausgewählte Strukturdaten zu Promovierenden in den therapeutischen Gesundheitsberufen aufzeigt und vor dem theoretischen Hintergrund der Bildungsberichterstattung diskutiert.

Methodisches Vorgehen

Die Beantwortung der Fragestellung(en) erfolgte in Form einer vollstandardisierten schriftlichen Befragung von Angehörigen überwiegend aus den therapeutischen Gesundheitsberufen, die ihre Promotion bereits abgeschlossen haben, sich im Prozess der Promotion befinden bzw. die Absicht hegen, damit zu beginnen. Als Feldzugang wurde die Tagung „Empowerment für die Promotion in den Gesundheitsfachberufen" am 28. November 2014 genutzt, welche von der Alice Salomon Hochschule Berlin in Kooperation mit dem Promovierendennetzwerk Therapiewissenschaften an der Charité, den Hochschulen für Gesundheit e.V. (HoGe), dem Verein zur Förderung der Wissenschaft in den Gesundheitsberufen (VFWG) und dem Hochschulverbund Gesundheitsfachberufe e.V. (HVG) veranstaltet wurde. Die Tagung zeigte aktuelle und zukünftige Möglichkeiten für eine Promotion vordergründig in den therapeutischen Gesundheitsberufen national wie international auf. Vordergründig adressiert wurden Personen, die an einer Promotion interessiert sind, bereits promovieren oder schon promoviert sind (Bossmann, 2015).

Vor dem Hintergrund einer unzureichenden Daten- und Informationsgrundlage über Promovierende in den therapeutischen Gesundheitsberufen in Deutschland und damit auch nur unzureichender Kenntnis über die Unterstützungsbedarfe und -bedürfnisse dieser Zielgruppe wurde eine Strukturdatenerhebung durchgeführt. Das Ziel dieser Erhebung bestand darin, deskriptive Daten über die Situation dieser Promovierenden in Deutschland zu erheben und zu dokumentieren. Die Querschnittserhebung wurde mit einem eigens für die Erhebung standardisierten Fragebogen (FB) durchgeführt. Das Erhebungsinstrument enthielt 14 Items sowie zwei offene Fragen zu folgenden Themenkomplexen:

- Soziodemographische Daten (Geschlecht, Alter, Familienstand, Kinder)
- Berufliche und akademische Bildung (Berufsabschluss, Studienabschluss)

- Promotion (Bearbeitungsstand der Promotion; Wissenschaftsdisziplin, in der promoviert wird; Universität, an der die Promotion verortet ist; akademischer Grad; Angaben zu den Betreuern; Bearbeitungszeitraum; Promotionsweg; Angaben zur Finanzierung; Zielvorstellungen; Unterstützungsbedarf)

Allen 130 TeilnehmerInnen, die an der Tagung beteiligt waren, wurde der Strukturfragebogen bei der Tagungsregistrierung ausgehändigt, und es wurde um eine freiwillige Mitwirkung an der schriftlichen Befragung gebeten. Der Rücklauf erfolgte anonym über eigens dafür aufgestellte Depots. Insgesamt gingen 68 Fragebögen ein, was einer Rücklaufquote von 52,3% entspricht. Die Fragebögen wurden EDV-technisch aufbereitet, deskriptiv-analytisch ausgewertet und zu zentralen Aussagen zusammengefasst.

Ergebnisse

Soziodemografische Daten

Von den an der Befragung teilnehmenden Personen waren 51 weiblich, 14 männlich und drei gaben diesbezüglich keine Auskunft. Von den bereits promovierten TeilnehmerInnen (n = 11) waren acht weiblich, zwei männlich, eine Person traf dazu keine Aussage.

Die Mehrzahl der Befragten war zwischen 26-30 Jahre (n = 18) und 31-35 Jahre (n = 15) bzw. über 46 Jahre (n = 13) alt. Die genaue Altersverteilung ist der Abbildung 1 zu entnehmen.

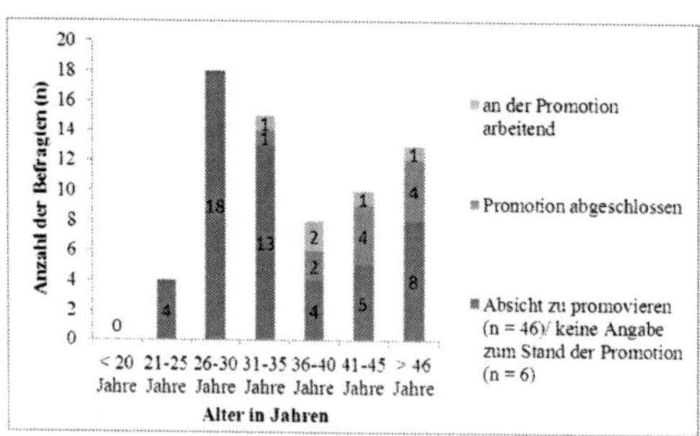

Abbildung 1: Alter in Jahren in Anzahl der Befragten (n)

Das Gros der befragten Personen ist ledig (n = 38) bzw. verheiratet (n = 20). In der Abbildung 2 sind die detaillierten Angaben zum Familienstand dargestellt. Die überwiegende Mehrheit der Befragten hat keine Kinder (n = 40). 26 Personen haben Kinder. Davon haben elf Beteiligte zwei Kinder, zehn Befragte ein Kind, drei Teilnehmende drei Kinder und eine befragte Person vier Kinder. Einmal wurde keine Aussage über die Anzahl der Kinder getroffen. Zwei Personen gaben nicht an, ob sie Kinder haben.

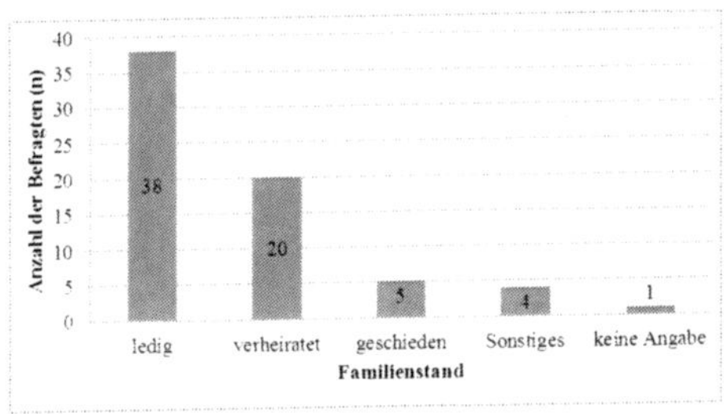

Abbildung 2: Familienstand in Anzahl der Befragten (n)

Berufliche und akademische Bildung

Die Mehrzahl der Befragten hat eine Ausbildung in einem therapeutischen Gesundheitsberuf. Es beteiligten sich 26 PhysiotherapeutInnen, 18 ErgotherapeutInnen und 14 LogopädInnen. Unter der Antwort Sonstiges wurde beispielsweise Erzieherin oder Heilerziehungspflegerin aufgeführt. Drei TeilnehmerInnen trafen bei diesem Item eine Doppelnennung. Abbildung 3 stellt die berufliche Bildung grafisch dar.

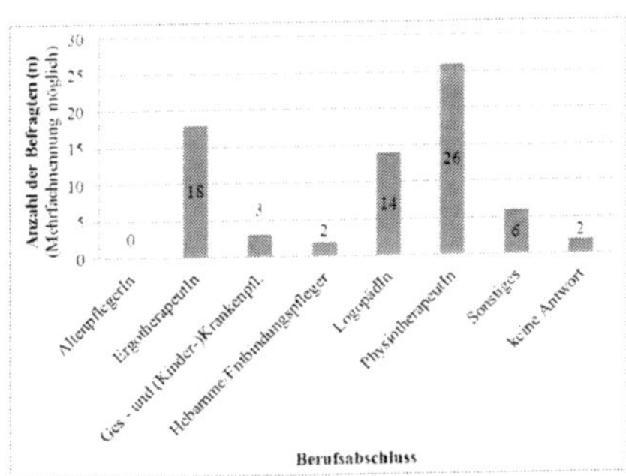

Abbildung 3: Art des Berufsabschlusses in Anzahl der Befragten (n)

Die befragten Personen gaben die in der Abbildung 4 dargestellten Bachelorabschlüsse an. Zehn TeilnehmerInnen besitzen demnach einen Abschluss in der Physiotherapie. Zwei Personen erwarben diesen in den Niederlanden. Neun Befragte verfügen über einen Bachelorabschluss in der Ergotherapie, davon stammt ein Abschluss aus den Niederlanden. Fünf befragte Personen erwarben einen Bachelorabschluss in der Logopädie, davon zweimal in Speech and Language Therapy (SLT). Drei TeilnehmerInnen verfügen über einen Abschluss in Anleitung & Mentoring in den Gesundheitsberufen. Eine Person hat einen Bachelorabschluss im Gesundheitsmanagement inne. Sieben befragte Personen verfügen über einen Bachelorabschluss, spezifizierten diesen allerdings nicht.

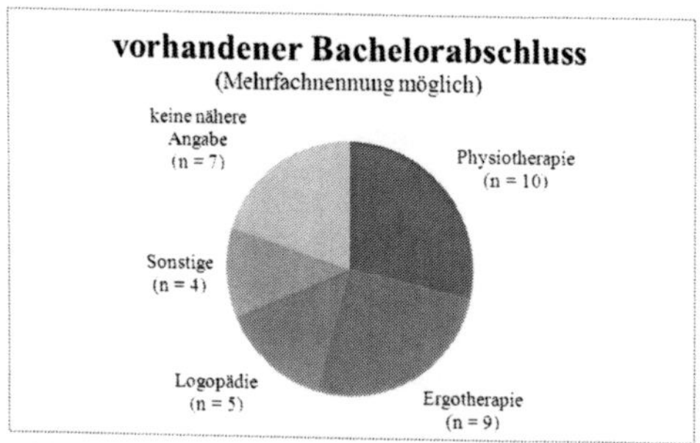

Abbildung 4: Art des Bachelorabschlusses in Anzahl der Befragten (n)

Weiterhin gaben die Befragten die in Abbildung 5 dargestellten Masterabschlüsse an. Sieben TeilnehmerInnen verfügen über einen Masterabschluss im Bereich der Physiotherapie, davon wurde einer in der Neurophysiotherapy und einer in der Advanced Clinical Practice (Manual Therapy) erworben. Weiterhin wurden vier Masterabschlüsse in der Ergotherapie angegeben. Vier befragte Personen haben einen Masterabschluss in der Logopädie inne, davon einmal im Bereich SLT und einmal im Bereich Klinische Linguistik. Zwei Personen verfügen über einen Masterabschluss in Public Health. Weiterhin hat eine Person einen Masterabschluss in der Ergotherapie/Logopädie/Physiotherapie mit dem Schwerpunkt Gesundheitsförderung und Prävention. Zudem besitzt je eine Teilnehmerin/ein Teilnehmer einen Abschluss im Hebammenwesen, in der Pflege, in der Pflege und Gesundheit, im Bereich

Management und Qualitätsentwicklung im Gesundheitswesen, in der Berufspädagogik Pflege und Gesundheit bzw. im biografischen und kreativen Schreiben/Erwachsenenbildung. Im internationalen Bereich erwarb eine befragte Person einen Masterabschluss in Soziologie in Großbritannien. Sieben TeilnehmerInnen bezeichneten ihren Masterabschluss nicht näher.

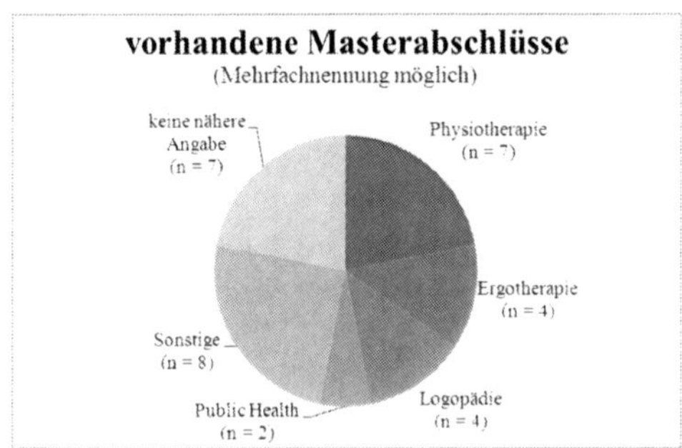

Abbildung 5: Art des Masterabschlusses in Anzahl der Befragten (n)

Als Äquivalent zum Masterabschluss wurden zudem verschiedene Diplom- bzw. Magisterabschlüsse benannt. Hinsichtlich eines Diplomabschlusses wurden folgende Aussagen getroffen: Acht TeilnehmerInnen verfügen über einen Abschluss in der Medizinpädagogik, eine Person in der Pflegepädagogik. Im Bereich der Logopädie hat je eine Person einen Diplomabschluss in der Logopädie bzw. in der Lehr- und Forschungslogopädie inne. Weiterhin wurde je einmal der Abschluss Diplom-Gesundheitswirtin (FH) bzw. Berufspädagogik (FH) angegeben. Von einer Person wurde keine nähere Auskunft zum Diplomabschluss getroffen. Zwei Befragte verfügen über einen Magisterabschluss in Erziehungswissenschaft/Psychologie/Europäische Ethnologie bzw. Psycholinguistik und Islamwissenschaften.

Folgende Angaben wurden zum dritten akademischen Abschluss – der Promotion – getroffen. Zwei Personen tragen den Titel Doctor rerum medicinalium (Dr. rer. medic.). Je eine Teilnehmerin/ein Teilnehmer besitzt den Abschluss Doctor rerum curare (Dr. rer. cur.), Doctor rerum biologicarum humanarum (Dr. rer. biol. hum.), Doctor philosophiae (Dr. phil.), Doctor paedagogiae (Dr. paed.). Zwei befragte Personen verfügen über einen Doctor of Philosophy (PhD). Bezüglich der Art des Abschlusses trafen zwei befragte Personen keine nähere Aussage.

Promotion

Hinsichtlich des Bearbeitungsstandes der Promotion wurde durch die Mehrheit der Befragten (n = 46) angegeben, dass sie momentan lediglich die Absicht hegen zu promovieren (siehe Abbildung 6). Fünf befinden sich im Prozess der Promotion und elf TeilnehmerInnen haben die Promotion bereits abgeschlossen. Letztgenannte promovieren/promovierten laut ihren Aussagen in folgenden Wissenschaftsdisziplinen: Je zweimal wurden die Bereiche Sportwissenschaft, Pflegewissenschaft, Medizinwissenschaften, Neurowissenschaften, Gesundheitswissenschaft, Psychologie bzw. Erziehungswissenschaft genannt. Von je einer Person wurde Public Health und Sozialwissenschaften angegeben. Einmal wurde der Bereich nicht und in einem Fall nicht genau benannt. Der Bearbeitungsstand ist der Abbildung 6 zu entnehmen.

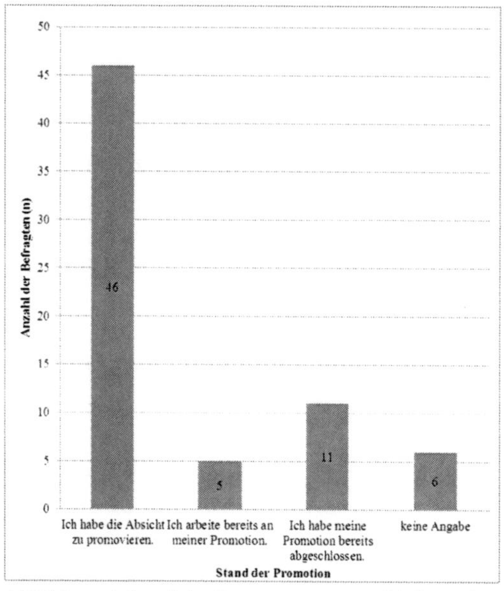

Abbildung 6: Stand der Promotion in Anzahl der Befragten (n)

Bezüglich der Universität, an der die Promotion angesiedelt ist, wurden folgende Angaben getroffen: Drei Personen promovieren/promovierten an der Charité – Universitätsmedizin Berlin, je zwei Teilnehmende nannten die Universität Hamburg bzw. die Universität zu Köln. Jeweils eine befragte Person führte als Einrichtung die Humboldt-Universität zu Berlin, die Universität Potsdam, die Universität Leipzig, die Medizinische Hochschule Hannover, die Universität Osnabrück, die Universität Bielefeld bzw. die Rheinisch-Westfälische Technische Hochschule Aachen auf. International wurden folgende Einrichtungen durch je eine Person angegeben – Universität Zürich, University of Birmingham bzw. Glasgow Caledonian University.

Der geplante/benötigte Zeitraum für die Promotion schwankte zwischen der Angabe 24–36 Monate und ca. fünf Jahre. Am häufigsten wurden vier Jahre genannt.

Die Mehrheit der befragten Personen sind/waren wissenschaftliche MitarbeiterInnen an einer Universität (n = 8). Je fünf TeilnehmerInnen sind/waren PromotionsstudentInnen in einem Promotionsstudiengang bzw. KollegiatInnen in einem Graduiertenkolleg. Insgesamt trafen fünf Befragte eine Zweifachnennung und zwei TeilnehmerInnen eine Dreifachnennung. In der Abbildung 7 ist der Promotionsweg dargestellt.

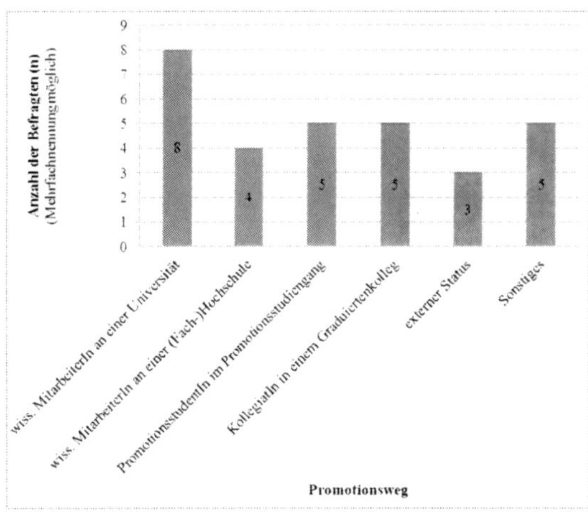

Abbildung 7: Promotionsweg in Anzahl der Befragten (n)

Die Mehrheit der Befragten finanziert/finanzierte ihre Promotion über eine andere Erwerbstätigkeit (n = 10). Sieben TeilnehmerInnen erhalten/erhielten ein Stipendium. Insgesamt zehn befragte Personen sind/waren wissenschaftliche MitarbeiterInnen an einer Universität bzw. (Fach-)Hochschule. Davon werden/wurden sechs Befragte aus Drittmitteln, vier weitere Personen aus Grundmitteln finanziert. Bei diesem Item wurden acht Zweifach- und eine Dreifachnennung getroffen. Die Finanzierung der Promotion ist in Abbildung 8 grafisch dargestellt.

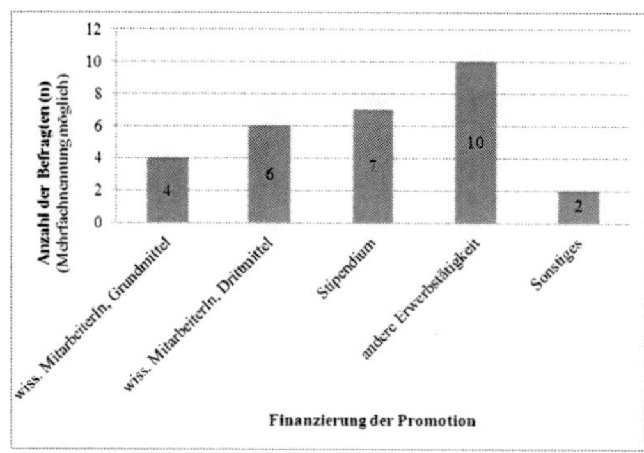

Abbildung 8: Finanzierung der Promotion in Anzahl der Befragten (n)

Auf die offene Frage, was sich die TeilnehmerInnen durch ihre Promotion erhoffen, gab es ein breites Antwortspektrum. Unter anderem nannten sechs Befragte die zukünftige Tätigkeit an einer Hochschule/Universität als Perspektive. Von sechs befragten Personen wird eine Forschungstätigkeit angestrebt – z. B. „evtl. langfristiger Wechsel in die Forschung" (FB 9). In fünf Fällen wurde der Wissensgewinn angeführt – bspw. „Wissenszuwachs generieren" (FB 21). Fünf Befragte haben die Erwartung, mit ihrer Promotion einen Beitrag zur Professionalisierung der jeweiligen Disziplin zu leisten. Eine befragte Person äußerte diesbezüglich „(...) Professionalisierungsbestreben der Physiotherapie voranzutreiben" (FB 33). Die erweiterte berufliche Perspektive wurde von vier Personen aufgeführt – z. B. „größeres Arbeitsspektrum" (FB 58). Von weiteren vier TeilnehmerInnen wurde die Verbesserung der Karrieremöglichkeiten angegeben – bspw. „Bessere berufliche Aufstiegsmöglichkeiten" (FB 26).

Auf die zweite offene Frage nach der gewünschten Unterstützung gab es ebenso viele verschiedene Antwortvarianten. Unter anderem wurde von fünf TeilnehmerInnen der Austausch mit anderen Promovierenden angeführt –

z. B. „fachlichen Austausch mit anderen Promovenden lokal und bundesweit" (FB 21). Fünf befragte Personen äußerten die finanzielle Unterstützung – unter anderem „vor allem Finanzierungshilfen!" (FB 44). Von vier Beteiligten wurden Informationen angegeben – bspw. „Informationen zur Promotion in den Gesundheitsfachberufen" (FB 22).

Diskussion

Obwohl die Tagung außer an promotionsinteressierte auch an promovierende und bereits promovierte Angehörige der therapeutischen Gesundheitsberufe gerichtet war, hegt der überwiegende Anteil der TeilnehmerInnen bislang lediglich Promotionsabsichten. Das bedeutet, die meisten der Befragten sind noch nicht in universitäre oder an anderen wissenschaftlichen Institutionen angesiedelte Promotionsstrukturen eingebunden und können daher auch hierzu keine oder nur wenig differenzierte Aussagen treffen. Die Auswertung der größten Abschnitte des dritten Themenkomplexes zu Fragen rund um die Promotion stützt sich auf die Aussagen von fünf promovierenden TeilnehmerInnen und auf elf Personen mit abgeschlossener Promotion. Die vorliegenden Daten sind somit äußerst begrenzt in ihrer Aussagekraft und liefern lediglich erste vorsichtige Erkenntnisse über Promovierende in den therapeutischen Gesundheitsberufen, die keine Verallgemeinerungen zulassen.

Vor dem Hintergrund des zur Konzeptualisierung der nationalen Bildungsberichterstattung genutzten Kontext-Input-Prozess-Output-Modells kann festgestellt werden, dass die vorliegende Untersuchung erste Daten für alle vier ausgewiesenen Ebenen dieses Modells liefert. Für die Kontextebene, die allgemeine gesellschaftliche Rahmenbedingungen, die sich auf Bildungsprozesse auswirken können, beschreibt, konnten Daten zur Beschreibung der Geschlechter und Altersverteilung, zum Familienstand sowie zur Anzahl der Kinder gewonnen werden.

Der Anteil der Frauen unter den Befragten übersteigt den der Männer. Dies bestätigt die Geschlechterverteilung in verwandten Professionen oder Wissenschaftsdisziplinen wie der Humanmedizin/Gesundheitswissenschaften. Dort betrug im Jahr 2010 der Anteil der Frauen 55,8 % und der Männer 44,2 % (Konsortium Bundesbericht Wissenschaftlicher Nachwuchs, 2013). Wobei die Verteilung bei der hier interessierenden Gruppe von Promovierenden aus den therapeutischen Gesundheitsberufen noch wesentlich deutlicher zugunsten der Frauen ausfällt – 72,7 % Frauen, 18,2 % Männer, 9,1 % keine Angabe. Dieses zu erwartende Ergebnis kann u. a. darauf zurückzuführen sein, dass sich auch wesentlich mehr Frauen im Vorfeld ihrer akademischen Laufbahn für eine Ausbildung in einem therapeutischen Gesundheitsfachberuf entscheiden.

Zum Zeitpunkt der Untersuchung sind die meisten der Befragten zwischen 26 und 35 Jahre alt. Diese hegen aber lediglich Promotionsabsichten. Auffallend ist jedoch, dass das Interesse an einer Promotion jenseits des 35. Lebensjahres zwar nachlässt, ab dem 41. Lebensjahr aber noch einmal deutlich ansteigt und fast das Niveau der Altersgruppe der 26–35-jährigen Promotionsinteressierten erreicht. Jenseits des 41. Lebensjahres wird die Promotionsabsicht dann allerdings auch eher in ein konkretes Promotionsvorhaben umgesetzt und erfolgreich realisiert. Im Bereich Humanmedizin/Gesundheitswissenschaften lag das Durchschnittsalter zum Zeitpunkt des Abschlusses der Promotion bei 31,9 Jahren (Konsortium Bundesbericht Wissenschaftlicher Nachwuchs, 2013). In der vorliegenden Erhebung wurde das Promotionsalter bei Abschluss der Promotion zwar nicht erfasst und somit können keine vergleichenden Aussagen getroffen werden. Es ist jedoch zu vermuten, dass die erfolgreiche Realisierung der Promotion in der hier interessierenden Zielgruppe gegenüber gängiger Promotionspraxis in anderen Wissenschaftsdisziplinen vermutlich um Jahre verzögert einsetzt.

Für die Inputebene, auf der Strukturmerkmale beschrieben werden, die vom Bildungssystem steuerbar sind, wurden in der vorliegenden Untersuchung einerseits Daten zu hochschulischen Bildungseinrichtungen, an denen promoviert werden kann, erhoben. Andererseits konnten Daten generiert werden, die aufzeigen, auf welchen Wegen die Befragten zur Promotion gelangen und wie sie sich in dieser Lebensphase finanzieren. Die Anzahl der Universitäten in Deutschland, an denen Angehörige der therapeutischen Gesundheitsberufe ihre Promotion ansiedeln, ist mit zehn unterschiedlichen Nennungen noch relativ überschaubar. Neben deutschen Universitäten adressieren die Befragten zudem Universitäten im Ausland. In der durchgeführten Erhebung wurden Großbritannien und die Schweiz aufgeführt.

Angehörige der therapeutischen Gesundheitsberufe promovieren in den unterschiedlichsten Wissenschaftsdisziplinen. Naturwissenschaftliche Disziplinen wie Medizin und Neurowissenschaft werden ebenso häufig gewählt wie sozialwissenschaftliche Disziplinen, bspw. Erziehungswissenschaft oder Sportwissenschaft. Aber auch Wissenschaftsdisziplinen, die sowohl natur- als auch sozialwissenschaftliche Zugänge zur Wissensgenerierung vereinen wie die Gesundheitswissenschaft oder Pflegewissenschaft, werden nicht weniger häufig gewählt. Offen bleibt, inwiefern die Promotionen durch die Ansiedelung in anderen Wissenschaftsdisziplinen einen originären Beitrag zur Disziplinentwicklung der Physio-, Ergotherapie oder der Logopädie leisten.

Ebenso heterogen wie die Wissenschaftsdisziplinen, in denen promoviert wird, sind die Wege, die beschritten werden. Der größte Teil der Promovierenden aus den therapeutischen Gesundheitsberufen ist in universitäre Strukturen eingebunden und besitzt somit einen internen Status. Damit ist die interne Promotion (als Angestellte an einer Universität) auch bei den hier Befragten (26,7 %) – wie bei Promovierenden allgemein (67 %) (Konsortium Bundesbericht Wissenschaftlicher Nachwuchs, 2013) – der am häufigsten beschrittene Promotionsweg.

Der klassische Qualifizierungsweg als wissenschaftliche Mitarbeiterin und Mitarbeiter auf einer sogenannten Stammstelle an einer Universität oder auch (Fach-)Hochschule ist gekennzeichnet durch eine Einbindung in Forschung, Lehre und Administration. Im Rahmen der Forschung arbeitet man nicht ausschließlich an seiner eigenen Dissertation, sondern leistet auch Zuarbeiten für andere am Institut angesiedelte Forschungsprojekte. Hierzu zählen auch wissenschaftliche Tätigkeiten wie die Mitorganisation von Kongressen oder Tagungen. Die Einbindung in die universitäre Lehre erfordert die regelmäßige und eigenverantwortliche Übernahme von Lehrveranstaltungen und die damit verbundenen Prüfungsverpflichtungen sowie die Betreuung von Abschlussarbeiten. Administrative Aufgaben erfordern zudem die Zuarbeit zur konzeptionellen Studiengangsentwicklung oder auch im Rahmen von Akkreditierungsverfahren. Diese komplexen Aufgaben wissenschaftlicher MitarbeiterInnen bürgen einerseits die große Chance, einen vertieften Einblick in den „Universitätsbetrieb“ zu bekommen und somit auch auf die Zeit nach der Promotion, bspw. auf Post-Doc-Stellen, vorbereitet zu sein. Andererseits fordern sie eine ständige Balance zwischen der Erfüllung der Pflichten als ArbeitnehmerIn im Wissenschaftssystem und dem Vorantreiben der eigenen wissenschaftlichen Qualifikation in Form der Dissertation.

Demgegenüber müssen wissenschaftliche MitarbeiterInnen, die im Rahmen von drittmittelfinanzierten Forschungsprojekten an der Universität angestellt sind, zwar weniger Aufgaben im Bereich Lehre und Administration übernehmen. Hier tritt jedoch das Problem zutage, inwieweit die Forschungsleistung, die für das drittmittelfinanzierte Forschungsprojekt erbracht wird, auch für die eigene Promotion genutzt werden kann, um als eigenständige Leistung anerkannt zu werden.

Eine ebenfalls große Nähe zur Universität haben Promovierende, die als PromotionsstudentInnen innerhalb eines Promotionsstudienganges oder KollegiatInnen innerhalb eines Graduiertenkollegs promovieren. In der vorliegenden Untersuchung ist diese Gruppe mit zehn Promovierenden fast genauso häufig repräsentiert wie die Gruppe der intern Promovierenden. Durch die Einbindung in einen Promotionsstudiengang oder ein Graduiertenkolleg erfahren auch sie eine relativ große Nähe zum Wissenschaftssystem. Allerdings werden sie nicht mit der Aufgabenkomplexität konfrontiert, wie es der klassische Qualifikationsweg vorsieht. Diese strukturierten Promotionswege bieten hingegen stringentere Rahmenbedingungen, um an der Dissertation zu arbeiten und diese in einem kürzeren Zeitfenster zu realisieren.

Die Nähe zum Wissenschaftssystem, die in den bisherigen Ausführungen als vorteilhaft gesehen wird, bietet sich bei einer externen Individualpromotion in nur sehr begrenztem Ausmaß. Dieser Weg ist i. d. R. begrenzt auf das Betreuungsverhältnis zwischen PromovendInnen mit ihren jeweiligen BetreuerInnen. Der Fokus liegt allein auf der eigentlichen Dissertation, und die PromovendInnen sind weitestgehend frei von universitären Verpflichtungen. Allerdings bietet dieser Weg selten strukturierte Unterstützungsangebote wie bpsw. obligatorische Lehrveranstaltungen zur (fach-)wissenschaftlichen bzw. theoretischen Vertiefung oder methodischen Qualifizierung (Thierfelder, 2013; Wintermantel, 2010).

Im engen Zusammenhang mit dem Promotionsweg steht die Finanzierungsfrage. Angehörige der therapeutischen Gesundheitsberufe finanzieren ihre Promotion auf unterschiedlichen Wegen. Am häufigsten wurde eine Finanzierung durch Erwerbstätigkeit außerhalb des Wissenschaftssektors angegeben. Dies steht im Widerspruch zu den Angaben über den Promotionsweg und der dortigen Aussage, mehrheitlich über den klassischen Promotionsweg zu promovieren. Anscheinend bieten diese Stellen zwar eine formelle Anbindung an die Universität, reichen aber nicht vollständig zur Bestreitung des Lebensunterhaltes. Einige Mehrfachnennungen bestätigen diese Vermutung. Den meisten Promovierenden steht somit nicht die gesamte wöchentliche Arbeitszeit zur Verfügung, um an der Promotion zu arbeiten, und führt vermutlich zu längeren Promotionszeiten. Zudem birgt die Doppelbelastung, die bei zusätzlicher Übernahme von Betreuungsaufgaben innerhalb der Familie schnell zu einer Dreifachbelastung im Alltag werden kann, erhöhte Risiken, das Promotionsvorhaben abzubrechen. Auch ist bei dieser Form der (Misch-) Finanzierung davon auszugehen, dass durch die nur mittelbare Nähe zum Universitätsbetrieb andere Qualifizierungsanforderungen an wissenschaftliche Nachwuchskräfte wie die Einbindung in den universitären Lehrbetrieb oder auch die Übernahme administrativer Aufgaben wie bspw. Gremienarbeit unbeantwortet bleiben. Dennoch gibt es – wenn auch wenige – Promovierende, die in universitäre Strukturen oder in einschlägige Stiftungen vertraglich eingebunden sind und somit ihre Promotion ausschließlich innerhalb des Wissenschaftssektors finanzieren können.

Für die Prozessebene konnten Daten zur zeitlichen Dauer der Promotion erhoben werden. Angehörige der therapeutischen Gesundheitsberufe benötigen i. d. R. vier Jahre für ihre Promotion. Auffällig ist allerdings eine große Varianz von zwei bis fünf Jahren, die mit der Ansiedelung in den verschiedenen fachfremden Wissenschaftsdisziplinen erklärt werden kann. Die für die Prozessebene ebenfalls interessanten Daten zur Gestaltung von Bildungsübergängen, also Fragen nach dem Verbleib von promovierten TherapeutInnen nach Abschluss der Promotion, wurden in der vorliegenden Untersuchung nicht erhoben.

Für die Outputebene werden Bildungsresultate erhoben, die Aussagen zu formellen Bildungsabschlüssen und zu informellen Bildungserträgen liefern. In der vorliegenden Untersuchung interessierten hier insbesondere die Berufsabschlüsse, der erste und der zweite akademische Abschluss sowie der Abschluss einer Promotion. Erwartungsgemäß haben die meisten der Befragten einen Berufsabschluss in einem therapeutischen Gesundheitsberuf. Nur vereinzelt interessieren sich Angehörige anderer Gesundheitsberufe wie der Gesundheits- und (Kinder-)Krankenpflege oder Sozialberufe wie Heilerziehungspfleger für eine Promotion im Bereich der Therapiewissenschaften. Unter den therapeutischen Gesundheitsberufen zeigt die Gruppe der

PhysiotherapeutInnen das größte Interesse an einer Promotion, gefolgt von der Gruppe der ErgotherapeutInnen. Vermutlich kann diese Tatsache darauf zurückgeführt werden, dass die Gruppe der PhysiotherapeutInnen zahlenmäßig die meisten Berufsangehörigen stellt. Blickt man auf den ersten akademischen Abschluss, zeigt sich erwartungsgemäß ein heterogenes Bild (Abbildung 4). Es zeigt sich aber, dass die meisten der Befragten einen fachwissenschaftlichen Bachlorabschluss erwerben und sich somit einschlägig akademisch qualifizieren. Nur vereinzelt wird der erste akademische Abschluss in anderen Bereichen, wie Gesundheitspädagogik oder Gesundheitsmanagement, erlangt. Blickt man auf den zweiten akademischen Abschluss, zeigt sich eine noch viel größere Vielfalt. Dominierend, wenn auch nicht in der Stärke wie bei den Bachelorabschlüssen, sind einschlägig fachwissenschaftliche Masterabschlüsse. Wobei hierbei eine Spezialisierung innerhalb der jeweiligen Fachwissenschaft erkennbar und somit der Bolognalogik gefolgt wird, die eine „breite“ Qualifizierung auf der Bachelorebene und eine Spezialisierung auf der Masterebene vorsieht. Von nicht weniger Interesse scheinen Master- bzw. Diplomabschlüsse im (berufs-)pädagogischen Bereich zu sein. Danach zeigt sich die bereits beschriebene Heterogenität (Abbildung 5). Blickt man auf den dritten akademischen Anschluss – die Promotion –, zeigt sich ein ähnlich uneinheitliches Bild wie bei den Wissenschaftsdisziplinen, in denen die Promotion angesiedelt wird.

Der informelle Bildungsertrag einer Promotion wurde in dieser Befragung größtenteils lediglich antizipiert. Aus den offenen Antworten kristallisieren sich zwei Schwerpunkte heraus, die beschreiben, was sich Promovierende durch eine Promotion erhoffen. Zum einen wird eine wissenschaftliche Karriere an einer Universität oder Hochschule mit expliziter Einbindung in die Forschung angestrebt. Die deutliche Fokussierung auf Forschungstätigkeit lässt vermuten, dass sich das Interesse eher auf wissenschaftliche Mitarbeiterstellen an Universitäten in Drittmittelprojekten richtet. Denn nur im Rahmen dieser Stellen kann ausschließlich der Forschungstätigkeit nachgegangen werden. Andere an der Universität oder auch Hochschule angesiedelte Stellen verlangen die bereits beschriebene Übernahme weiterer Aufgaben im Bereich Lehre und Administration. Zum anderen wird mit der Promotion ein individueller Wissenszuwachs angestrebt. Dieser Wissenszuwachs wird aber nicht nur als individuell erlebt, sondern auch als gewinnbringend für die Weiterentwicklung der Therapiewissenschaften als Disziplin und in diesem Zusammenhang auch als ein Beitrag zur Professionalisierung der therapeutischen Gesundheitsberufe.

Zusammenfassung

Mit dem vorliegenden Beitrag werden – wenn auch mit geringer Reichweite – jedoch erstmalig Strukturdaten zu Promovierenden in den therapeutischen Gesundheitsberufen Physio- und Ergotherapie sowie Logopädie vorgelegt. Vor dem Hintergrund des zur Aufbereitung von Bildungsberichten im Rahmen der nationalen Bildungsberichterstattung verwendeten Kontext-Input-Prozess-Output-Modells konnten ausgewählte Daten zu allen vier Ebenen gewonnen werden. Die Besonderheiten der Promovierenden in therapeutischen Gesundheitsberufen scheinen (1) darin zu liegen, dass die Geschlechterverteilung deutlich und mehr noch als in anderen Wissenschaftsdisziplinen zugunsten der Frauen ausfällt. Betrachtet man die Altersverteilung, ist eine weitere Besonderheit festzustellen. Ein Großteil der Promovierenden in den therapeutischen Gesundheitsberufen haben (2) ihre Promotionsabsicht erst jenseits des 40. Lebensjahres realisiert und unter Kontextbedingungen, die sich von jüngeren Promovierenden vermutlich deutlich unterscheiden. Erste Hinweise hierfür liefern die Aussagen zur Mischfinanzierung der Promotion und zur Tendenz, dass die Promotion (3) nicht nur über einen Promotionsweg und den damit verbundenen Status finanziert werden kann. Mit Blick auf die Bildungsabschlüsse zeigt sich eine weitere Besonderheit dieser Zielgruppe. Während beim ersten akademischen Abschluss noch überwiegend fachwissenschaftlich orientierte Bachelorabschlüsse erlangt werden, zeigt sich beim zweiten akademischen Abschluss ein wesentlich heterogeneres Bild. Diese Heterogenität setzt sich (4) auch in den Wissenschaftsdisziplinen, in denen die Promotion letztendlich angesiedelt wird, fort. Inwiefern somit allerdings ein originärer Beitrag zur (Weiter-) Entwicklung der Physio- und Ergotherapie wie auch der Logopädie als Wissenschaftsdisziplin geleistet werden kann oder ob dieser lediglich als exemplarisches Anwendungsfeld für Forschungsfragen anderen Disziplinen dient, bleibt fraglich.

Forderungen

Angehörige der therapeutischen Gesundheitsberufe müssen zukünftig intensiver in interne Promotionsstrukturen eingebunden werden, um in allen Tätigkeitsbereichen eines Wissenschaftlers ausgebildet werden zu können. Das Verfassen einer Dissertation allein reicht nicht aus, um verantwortungsvolle Aufgaben in Forschung, Lehre und Administration zu übernehmen und damit im Wissenschaftssystem auch wettbewerbsfähig zu werden.

Promovierende in den therapeutischen Gesundheitsberufen promovieren unter anderen Kontextbedingungen. Sie sind überwiegend weiblich und auch älter als durchschnittliche Promovierende. Zudem ist die Promotion häufiger in Bezugswissenschaften angesiedelt. Bei der Gestaltung von zukünftigen Promotionsstrukturen für diese Zielgruppe sind diese Bedingungen zu berücksichtigen.

Literatur

Bossmann, T. (2015). Promotion in den Gesundheitsfachberufen. Wenn nicht wir - wer dann? Wenn nicht jetzt - wann dann? physioscience, 11(1), 88-91.

Döbert, H. (2007). Bildungsberichterstattung in Deutschland zwischen Föderalismus und Internationalität. In G. Grönzinger (Ed.), Perspektiven der Bildungsforschung (pp. 15-46). Frankfurt am Main: Europäischer Verlag der Wissenschaften.

Döbert, H., Baethge, M., H.W., H., Seeber, S., Füssel, H. P., Klieme, E., Rauschenbach, T., Rockmann, U., Wolter, A. (2009). Das Indikatorenkonzept der nationalen Bildungsberichterstattung in Deutschland. In R. Tippelt (Ed.), Steuerung durch Indikatoren - Methodologische und theoretische Reflexionen zur deutschen und internationalen Bildungsberichterstattung (pp. 207-272). Opladen: Barbara Budrich.

Döbert, H., & Klieme, E. (2010). Indikatorengestützte Bildungsberichterstattung. In R. Tippelt & B. Schmidt (Eds.), Handbuch Bildungsforschung (Vol. 3. durchgesehene Auflage, pp. 317-338). Wiesbaden: VS Verlag für Sozialwissenschaften.

Ewers, M., Grewe, T., Höppner, H., Huber, W., Sayn-Wittgenstein, F., Stemmer, R., . . . Walkenhorst, U. (2012). Research in the allied health professions Potentials for a needs-based health care in Germany. Deutsche Medizinische Wochenschrift, 137, S37-S40. doi: DOI 10.1055/s-0032-1305035

Konsortium Bundesbericht Wissenschaftlicher Nachwuchs. (2013). Statistische Daten und Forschungsbefunde zu Promovierenden und Promovierten in Deutschland. http://buwin.de/site/assets/files/1002/6004283_web_verlinkt.pdf

Slotala, L., & Ewers, M. (2012). Bildungsberichterstattung in der Pflege. Pflege & Gesellschaft, 17(1), 66-78.

Statistisches Bundesamt. (2010). Promovierende in Deutschland. Wiesbaden.

Thierfelder, I. (2013). Initiativen zur wissenschaftlichen Nachwuchsförderung: Das Promovierendennetzwerk Therapiewissenschaften an der Charité. physioscience, 9(3), 123-125.

Wintermantel, M. (2010). Promovieren heute. Zur Entwicklung der deutschen Doktorandenausbildung im europäischen Hochschulraum. Hamburg: Edition Körber-Stiftung.

„Step by step" – der Promotionsprozess

Robert Richter

Wege zur Promotion können sich sehr unterschiedlich gestalten. Dennoch gibt es Gemeinsamkeiten, die für jeden Promotionsprozess gelten. Die Promotionsordnung der jeweiligen Universität bzw. Fakultät[1] regelt die Details der Promotion und sollte unbedingt im Vorfeld sorgfältig gelesen werden. Links zu exemplarischen Promotionsordnungen finden sich am Ende dieses Beitrages. Der grundsätzliche Prozess einer Promotion wird im Folgenden skizziert und daraufhin näher erläutert.

Die Promotion umfasst in der Regel folgende Schritte:

- Finden eines Themas,
- Suche der Betreuerin oder des Betreuers,
- Antrag auf Annahme als Doktorandin/Doktorand (Einreichung eines Exposés und Genehmigung des Promotionsverfahrens),
- Forschungsprozess und Verfassen der Dissertation,
- Eröffnung des Promotionsverfahrens,
- Begutachtung und Bewertung der Dissertation,
- Mündliche Prüfung (Disputation),
- Bewertung der Promotionsleistungen,
- Veröffentlichung der Dissertation.

Je nach Promotionsweg können die ersten Schritte der Promotion in der Reihenfolge und der spezifischen Umsetzung variieren. Ist beispielsweise eine freie (externe) Promotion geplant, wendet man sich normalerweise bereits mit einem Exposé an eine/n potentielle/n Betreuerin oder Betreuer; promoviert man in einem Forschungsprojekt, stehen die Betreuerin oder der Betreuer und das Thema zumeist relativ fest und das Exposé folgt.

Die Themenfindung kann somit ein eher intrinsischer Prozess sein, der stark an Eigeninteressen und individuell vorliegende Kompetenzen, Entwicklungen und Erfahrungen anknüpft. Das Thema der Promotion kann aber auch eher extrinsisch über die Themensetzung einer Betreuerin oder eines

---

1 Zumeist verfügt bei größeren Universitäten jede Fakultät über eine oder mehrere eigene Promotionsordnung(en).

Betreuers mehr oder weniger eingegrenzt vorgegeben werden. Die kann der Fall sein, wenn die Promotion im Rahmen eines Forschungsprojektes, Graduiertenkollegs oder in einem Promotionsstudiengang umgesetzt wird.

Ist die Betreuung gesichert, werden die erforderlichen Unterlagen zur Beantragung der Annahme als Doktorandin oder Doktorand (Zulassungsverfahren/Genehmigung des Promotionsverfahrens) bei der zuständigen Stelle der jeweiligen Fakultät eingereicht. Dies ist die Voraussetzung dafür, später mit der Einreichung der Dissertation das Promotionsverfahren zu eröffnen (siehe unten). Die Genehmigung des Promotionsverfahrens sichert Promovierende auch gegen eine Ablehnung der Eröffnung eines Promotionsverfahrens ab. Cave: Die Genehmigung des Promotionsverfahrens (vor Beginn der Arbeit an der Dissertation) und die Eröffnung des Promotionsverfahrens (zum Zeitpunkt der Einreichung der Dissertation) sind zwei unterschiedliche formale Schritte im Promotionsprozess!

Nun folgt der Forschungs- und Schreibprozess als sicherlich umfangreichster und herausforderndster Teil der Promotionsleistung. Grundsätzlich werden zwei Arten von Dissertationen unterschieden: die Monographie und die kumulative Dissertation (Publikationsdissertation). Erstere ist eine in sich geschlossene schriftliche Arbeit, die mit der Eröffnung des Promotionsverfahrens eingereicht wird. Letztere besteht in der Regel aus mehreren, zeitlich verteilten Publikationen in (peer reviewed) Fachzeitschriften, teilweise auch mit vorgegebenem Mindest-Impact-Faktor[2] und/oder internationalen Veröffentlichungen. Diese werden gesammelt zur Eröffnung des Promotionsverfahrens eingereicht. Welche Form die geeignete ist, hängt stark vom Thema, dem Promotionsweg, persönlichen und betreuerin- oder betreuerbezogenen Vorlieben und den Regelungen der Promotionsordnung ab. Beispielsweise ist an der Charité Berlin die kumulative Promotion die in der Promotionsordnung erstgenannte Option, und die Monographie wird als zweite Möglichkeit angeboten (§7 Abs. 1). An der Humanwissenschaftlichen Fakultät der Universität Potsdam verhält es sich genau andersherum (§7 Abs. 4).

Nach Fertigstellung der Dissertationsleistung wird die Dissertation eingereicht und damit das Promotionsverfahren formal eröffnet. Das Prozedere

2 Maß zur Bestimmung der Bedeutung einer Fachzeitschrift im jeweiligen Fachgebiet, ermittelt über die Häufigkeit von Zitationen in anderen Publikationen in einem bestimmten Zeitraum.

und die Anforderungen unterscheiden sich und sind in den jeweiligen Promotionsordnungen geregelt. Für gewöhnlich werden mit der Dissertation weitere Dokumente eingereicht. Dies können beispielsweise ein Führungszeugnis, eine Publikationsliste, ein wissenschaftlicher Lebenslauf und anderes sein.

Es folgt der Schritt der Begutachtung und Bewertung der Dissertation inklusive einer Plagiatsprüfung durch die vorgegebene Anzahl von GutachterInnen (meist zwei oder drei) innerhalb eines festgelegten Zeitraumes.

Es schließt sich die mündliche Prüfung (Disputation) vor einer Promotionskommission an, die hochschulöffentlich ist und aus einer Präsentation und Befragung/Diskussion zum Thema besteht. Der Promotionskommission gehören in der Regel neben den GutachterInnen weitere Mitglieder z. B. des Promotionsausschusses oder des Kreises der HochschullehrerInnen an. Mit bestandener Dissertation und mündlicher Prüfung ist es an den meisten Universitäten zulässig, den Titel Dr. des. (Doktor designatus) zu führen.

Beide Promotionsleistungen (Dissertation und Disputation) werden benotet und bilden in einem je nach Promotionsordnung verhältnisvariablen Durchschnitt (z. B. 2/3 Dissertation, 1/3 Disputation) die Grundlage für die Endnote. Folgende Bewertungen können vergeben werden: summa cum laude (mit Auszeichnung), magna cum laude (sehr gut), cum laude (gut), rite (genügend), non sufficit (ungenügend).

Die Verleihung des endgültigen Doktortitels ist an die Veröffentlichung der Dissertation (Publikationspflicht) gebunden. Die Regelungen hierfür sind unterschiedlich. Monographien können beispielsweise in Buchform oder über die Promotionsserver der Universitäten online veröffentlicht werde. Bei kumulativen Promotionen reicht häufig eine Einreichung einer festgelegten Anzahl von Exemplaren der Veröffentlichungen bei der Universitätsbibliothek. Es wird in allen Fällen von der jeweiligen Universitätsbibliothek eine Bestätigung über die Veröffentlichung erteilt, welche dem Promotionsbüro bzw. Prüfungsamt vorgelegt wird, welches daraufhin die Promotionsurkunde ausstellt, was wiederum endgültig zum Führen des Titels einer Doktorin/eines Doktors berechtigt.

Abschließend sei noch einmal auf die Notwendigkeit des intensiven Studiums der jeweiligen Promotionsordnung verwiesen, um den Promotionsprozess von Beginn an gelingen zu lassen.

Literatur

Hier einige Verweise zu exemplarischen Promotionsordnungen, die in Form eines summativen Vergleichs für die inhaltliche Gestaltung des Beitrages herangezogen wurden (letzter Zugriff März/April 2015):

Charité Berlin: http://promotion.charite.de/fileadmin/user_upload/microsites/sonstige/promotion/Neue_PO/AMB121203-099.pdf

Humboldt-Universität zu Berlin, Philosophische Fakultät IV (Sportwissenschaft, Rehabilitationswissenschaften, Erziehungswissenschaften): http://gremien.hu-berlin.de/de/amb/2008/50/5020082

Ludwig-Maximilians-Universität München, Medizinische Fakultät: http://www.uni-muenchen.de/aktuelles/amtl_voe/0500/531-07rer-2010-d00.pdf

Universität Hamburg, Fakultät für Erziehungswissenschaft, Psychologie, Bewegungswissenschaft: http://www.uni-hamburg.de/campuscenter/studienorganisation/ordnungen-satzungen/PromO_EPB_20100818.pdf

Universität Potsdam, Humanwissenschaftliche Fakultät: http://www.uni-potsdam.de/am-up/2014/ambek-2014-09-441-447.pdf

„Abenteuer Promotion" – Karrierepfade und -perspektiven von Promovierenden aus Gesundheitsfachberufen

Laura Grunwald

Angehörige der Gesundheitsfachberufe unterliegen in ihrem Wunsch zur Promotion besonderen Faktoren:

Erstens: Haben sie nicht bereits nach dem Bachelorabschluss einen Wechsel zur Universität oder an eine Institution mit Promotionsberechtigung vollzogen, verfolgen sie das Ziel einer Promotion mit Fachhochschulabschluss. Da Fachhochschulen in Deutschland derzeit noch kein Promotionsrecht besitzen, sind die AbsolventInnen verpflichtet, ihnen zum Teil persönlich unbekannte universitäre ProfessorInnen um die Unterstützung ihres Promotionsvorhabens zu bitten. Neben der Schwierigkeit, in „fremde" Netzwerke einzutreten, können sie hier auf „erhebliche Vorurteile gegenüber dem Fachhochschul- bzw. Berufsakademie-System und dem Vermögen seiner Absolvent[Innen] zur wissenschaftlichen Arbeit" (Stock et al. 2006, S. 215) stoßen.

Zweitens: Gesundheitsfachberufe in Deutschland zeichnen sich durch einen hohen Anteil von weiblichen Berufsangehörigen aus. Eine Promotion wird von Frauen allerdings nicht nur in der „Frauendomäne Gesundheitswesen" (Gesundheitsberichterstattung des Bundes 2009, S. 10), sondern auch in anderen Bezugsdisziplinen, trotz vergleichbar erfolgreich absolviertem Studium, deutlich seltener begonnen als von Männern (22 vs. 28 Prozent) (vgl. Flöther 2015, S. 110). Dies spricht dafür, dass geschlechtsspezifische Faktoren einen Einfluss auf die Berufsplanung und -realisierung haben und führt in Disziplinen, in denen Frauen tendenziell überrepräsentiert sind, folglich zu nur langsam steigenden Zahlen begonnener und abgeschlossener Promotionen. Hieraus können sich unter anderem Nachteile für eine sich professionalisierende Disziplin ergeben, da eine aktive NachwuchsforscherInnengruppe für die Forschungsdynamiken unerlässlich ist (vgl. Konsortium Bundesbericht 2013, S. 41).

Drittens: Der von Seiten der Fachhochschulen proklamierte Wunsch nach Praxisbezug, aber auch der dort strukturell nicht explizit institutionalisierte Mittelbau führt häufig zu einer berufsbegleitenden Promotion. Diese bleibt in den zur Verfügung stehenden zeitlichen und materiellen Ressourcen jedoch deutlich hinter der einer Dissertation auf wissenschaftlicher MitarbeiterInnenstelle zurück. Aus den Statistiken der vom Deutschen Zentrum für Hochschul- und Wissenschaftsforschung (DZHW) durchgeführten WiNbus-Befragungen geht hervor, dass die berufliche Einmündung allerdings stark von den Bedingungen, unter denen die Promotion angefertigt wird, beeinflusst wird. So reduziert sich die Wahrscheinlichkeit einer späteren Berufstätigkeit an einer Hochschule oder einer außeruniversitären Forschungsstätte, wenn die Promotion extern (Eigenmittel, außerhochschulisches Erwerbseinkommen oder Stipendien) finanziert wurde (vgl. Briedis et al. 2014, S. 54). Äquivalent erhöht sich die Wahrscheinlichkeit einer zukünftigen wissenschaftlichen Tätigkeit bei einer Promotion auf einer wissenschaftlichen MitarbeiterInnenstelle (vgl. ebd. S. 55).

Grundsätzlich kann unterschieden werden zwischen einer universitären oder außeruniversitären wissenschaftlichen bzw. einer nicht-wissenschaftlichen privaten oder öffentlichen Tätigkeit. Der vorliegende Beitrag widmet sich den Karriereperspektiven von Promovierenden aus den Gesundheitsfachberufen. Die hierfür herangezogenen Daten stützen sich auf Ergebnisse der eben bereits erwähnten WiNbus-Befragungen sowie auf die vom International Centre for Higher Education Research (INCHER) Kassel initiierten Erhebungen im „Kooperationsprojekt Absolventenstudien“ (KOAB). Dazu muss allerdings angemerkt werden, dass die in Deutschland bestehenden unterschiedlichen Möglichkeiten einer Promotion dazu führen, dass über die tatsächliche Anzahl der Promovierenden nur wenig bekannt ist (vgl. Konsortium Bundesbericht 2013, S. 219). So werden diese nur in die Statistiken aufgenommen, wenn sie sich als PromotionsstudentInnen an einer Universität einschreiben (vgl. ebd.).

Promovierende aus Gesundheitsfachberufen fertigen ihre Dissertationsschrift vor allem in Bezugsdisziplinen an. Dies führt unter anderem dazu, dass sie in keiner der genannten AbsolventInnenstudien explizit ausgewiesen werden, sondern sich in verschiedenen Disziplinen bewegen. Um diesem Faktor gerecht zu werden, folgt nach der Darstellung aktueller Zahlen zur Promotion mit Fachhochschulabschluss die Betrachtung der Karriereperspektiven nach einer Promotion aus der Sichtweise der relevanten Bezugsdisziplinen.

Promovieren mit Fachhochschulabschluss

Seit 1992 besteht für herausragende Diplom-FH-AbsolventInnen die Möglichkeit zur Promotion an einer sie betreuenden Universität. Diese Regelung wurde mit der Einführung des Bachelor-Master-Systems und damit mit der grundsätzlichen Gleichstellung der Masterstudiengänge von Fachhochschulen und Universitäten auf alle HochschulabsolventInnen ausgeweitet. Entsprechend den Landeshochschulgesetzen sind die Promotionsordnungen der Universitäten insofern anzupassen, als FH-AbsolventInnen zugelassen werden können, zum Teil sogar müssen (vgl. Stock et al. 2006, S. 212).

Im Vergleich der Promotionsaufnahme zwischen Master-FH- und Master-UniversitätsabsolventInnen zeigt sich jedoch, dass von den im Rahmen des KOAB-Projektes befragten 16.481 AbsolventInnen nur zehn Prozent der FH-MasterabsolventInnen, dafür aber 39 Prozent der Universitäts-MasterabsolventInnen eine Promotion begonnen haben (vgl. Flöther 2015, S. 109). Gleichzeitig wird in den Daten der Hochschulrektorenkonferenz (HRK) deutlich, dass die Anzahl der Zulassungen von Diplom-FachhochschulabsolventInnen zur Promotion in den letzten Jahren deutlich zugenommen hat. So wurden vor 1997 153 Personen zur Promotion zugelassen, in den Jahrgängen 2009 bis 2011 waren es bereits 1.200 AbsolventInnen (vgl. HRK 2013, S. 6). Ebenfalls zugenommen – wenn auch quantitativ deutlich geringer ausfallend – hat die Anzahl der kooperativen[1] Promotionen (vgl. ebd.). Für die Gesundheitsfachberufe erfreulich ist die Tatsache, dass in den Gesundheitswissenschaften mit einem Plus von 31 Prozent der größte relative Anstieg von Promotionszulassungen verzeichnet werden konnte, was allerdings auch mit der von vornherein geringen absoluten Zahl korrespondiert (vgl. ebd., S. 8). Absolut gesehen verzeichnen die MINT-Fächer (Mathematik, Informatik, Naturwissenschaften, Technik) noch immer die meisten universitären Zulassungen ihrer AbsolventInnen zur Promotion (vgl. ebd., S. 15) (siehe Abbildung 1).

1 Gemeint sind Promotionen, in denen FH-ProfessorInnen als ZweitgutachterInnen zusätzlich zu einem/r universitär angesiedelten Erstgutachter oder Erstgutachterin fungieren. Eine solche Konstellation kann eigeninitiativ durch den Promovierenden oder die Promovierende angestrebt werden oder existiert in Form eines bestehenden hochschulübergreifenden Promotionskollegs.

Darüber hinaus wurden bisher elf Bachelor-FH-AbsolventInnen zur Promotion zugelassen, von denen zwei ihre Dissertation bereits erfolgreich abgeschlossen haben (vgl. ebd., S. 14). Von allen zugelassenen FH-MasterabsolventInnen sind etwa ein Drittel Frauen, wobei hier eine große Diskrepanz zwischen den einzelnen Fächern besteht (vgl. ebd., S. 15). Speziell im Bereich der Gesundheitswissenschaften waren 43,8 Prozent der Promovierten FH-AbsolventInnen weiblich (vgl. ebd., S. 16). Deutlich wird, dass insbesondere die im Osten Deutschlands gelegenen Universitäten bereit sind, FH-AbsolventInnen als Promovierende aufzunehmen (inkl. Berlin), wobei die Tendenz auch im westlichen Teil des Landes langsam steigend ist (vgl. ebd., S. 12).

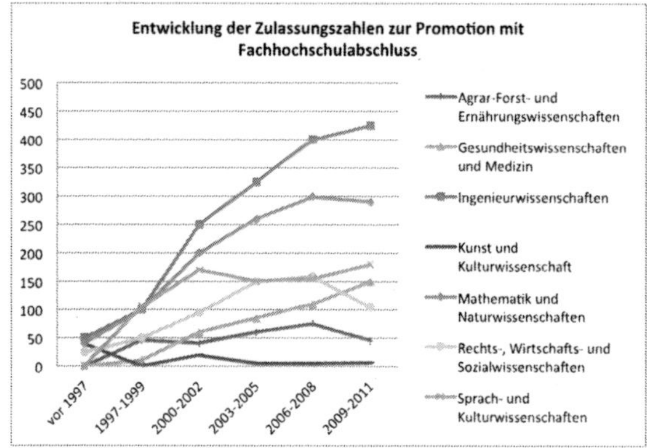

Abbildung 1: Entwicklung der zur Promotion zugelassenen Diplom-FH-AbsolventInnen (Quelle: Hochschulrektorenkonferenz 2013, S. 8)

Karrierepfade und -perspektiven nach der Promotion

Die durchschnittliche Dauer von Promotionen liegt zwischen zwei und vier Jahren (vgl. Konsortium Bundesbericht, S. 273). Erschwerend, und damit auch die Promotion verlängernd, wirken sich neben Einschränkungen in der fachlichen und/oder methodischen Kompetenz eine in Hinblick auf den Studienabschluss spät getroffene Entscheidung zur Anfertigung einer Dissertationsschrift, eine Schwangerschaft, eine mangelhafte fachliche Betreuung der Dissertation sowie Aufgaben, die nicht in unmittelbarem Zusammenhang mit der Promotion stehen, aus (vgl. ebd.). Im Vergleich der allgemeinen Zufriedenheit mit der Betreuungssituation zeigt sich, dass Promovierende aus strukturierten Programmen (n = 2.522) am zufriedensten sind (vgl. ebd., S. 233). So geben 68 Prozent dieser Befragten an, „sehr zufrieden" (Skalenwerte vier und fünf der Befragung) mit der Betreuung ihrer Dissertation zu sein (vgl. ebd.). Dies trifft nur auf 58 Prozent der frei Promovierenden (n = 654) und 51 Prozent der wissenschaftlichen MitarbeiterInnen (n = 1.221) zu (vgl. ebd.).

Hinsichtlich der *beruflichen Ziele* von Promovierenden zeigen die WinBus-Befragungen, dass nur etwa die Hälfte der befragten NachwuchswissenschaftlerInnen Vorstellungen zu eigenen beruflichen Anforderungen, Zielen und Wegen entwickelt hat, wobei die angegebenen Absichten nach Kontext und Fachrichtung differieren (vgl. Briedis et al. 2013, S. 25 ff.). Anders als in den Ingenieurswissenschaften streben Promovierende der Geistes-, Erziehungs- und Sozialwissenschaften mit einem höheren Anteil eine Tätigkeit als Professor oder Professorin an einer Hochschule oder Universität an als eine Beschäftigung in der Wirtschaft (mit Forschungs- und Entwicklungsbezug) (vgl. ebd., S. 25).

Die *beruflichen Übergänge Promovierter* sind durch geringe Zeiten vorübergehender Erwerbslosigkeit gekennzeichnet. So sind etwa 50 Prozent der NachwuchswissenschaftlerInnen direkt nach der Promotion berufstätig (vgl. Konsortium Bundesbericht 2013, S. 274). Von diesen arbeitet nur ein geringer Prozentteil in der bisherigen Tätigkeit oder Institution weiter, der Großteil geht einer Beschäftigung in einem neuen Arbeitsfeld nach (vgl. ebd.). Von den übrigen 50 Prozent gehen weitere ca. 25 Prozent nach etwa drei Monaten in eine Beschäftigung über, nur etwa fünf Prozent der NachwuchswissenschaftlerInnen benötigen länger als ein Jahr bis zur Aufnahme einer Berufstätigkeit (vgl. ebd.). Insgesamt finden sich die fertig Promovierten mit etwa 40 Prozent in Positionen mit Leitungsverpflichtungen wieder (vgl. Briedis et al. 2014, S. 56).

Im Vergleich der Anteile erwerbstätiger Personen in der Altersgruppe zwischen 35 und 45 Jahren zeigt sich im Vergleich zu UniversitätsabsolventInnen eine in der Gruppe der Promovierten um sechs Prozent höhere Erwerbsbeteiligung (vgl. Konsortium Bundesbericht 2013, S. 255). Insbesondere vor dem Hintergrund des Wissenschaftszeitgesetzes stellt sich jedoch der langfristige berufliche Verbleib der NachwuchswissenschaftlerInnen als unsicher dar. So scheint sich der Anteil promovierter Personen, die ihre berufliche Laufbahn in der Hochschule begannen, mit wachsendem zeitlichen Abstand zur Promotion immer weiter zu verringern (vgl. Enders & Bornemann 2001 n. Flöther 2015, S. 128). Insbesondere bei Dissertationen, die vor allem aufgrund von karrierebezogenen Zielen angefertigt wurden, stellt sich die Wahrscheinlichkeit einer langfristigen Tätigkeit an einer Hochschule oder außeruniversitären Forschungseinrichtung als umso geringer dar (vgl. Briedis et al. 2014, S. 53). Wurde die Promotion hingegen eher aus intrinsischer Motivation heraus erstellt, steigt auch die Wahrscheinlichkeit einer wissenschaftlichen Beschäftigung innerhalb oder außerhalb einer Hochschule (vgl. ebd., S. 53 f.). Gleichzeitig sinkt bei dieser Variante die Wahrscheinlichkeit einer nicht-wissenschaftlichen Tätigkeit (vgl. ebd.). Wird der berufliche Verbleib 1,5 Jahre nach der Promotion und differenziert nach Fächergruppen betrachtet, so lässt sich außerdem feststellen, dass Promovierende der Geisteswissenschaften und Biologie am häufigsten in der Wissenschaft verweilen und sehr selten im privaten Sektor tätig sind. Das Gegenteil lässt sich für die übrigen Disziplinen (exklusive Medizin) feststellen. Hier finden die Promovierten 1,5 Jahre nach der Promotion häufig eine Position im privaten Sektor (siehe Abbildung 2).

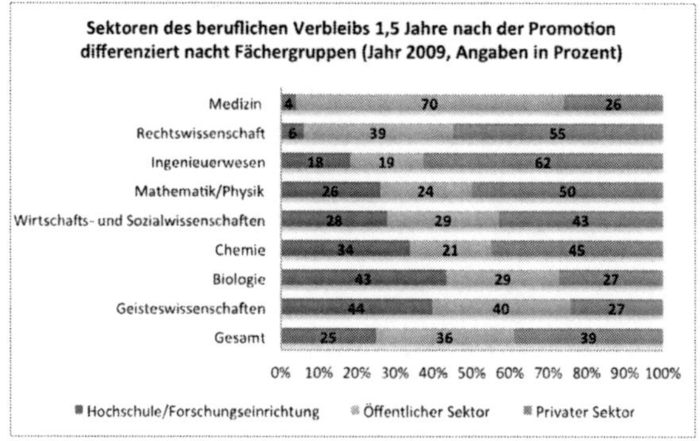

Abbildung 2: Sektoren des beruflichen Verbleibs 1,5 Jahre nach der Promotion, differenziert nach Fächergruppen (Jahr 2009, Angaben in Prozent) (Quelle: KOAB 2011 nach Konsortium Bundesbericht 2013, S. 290)

Als Vorteile einer Tätigkeit außerhalb der Wissenschaft werden besonders häufig bessere Verdienstmöglichkeiten und eine höhere Beschäftigungssicherheit angegeben (vgl. Briedis et al. 2013, S. 28). Gleichzeitig sprechen laut den Promovierenden neben personenbezogenen Faktoren schlechtere Beschäftigungsperspektiven, Schwierigkeiten bei der Vereinbarkeit von Familie und Beruf, höhere Mobilitätsanforderungen, mangelhafte Unterstützung und höhere Arbeitsbelastungen gegen eine Beschäftigung im Bereich der Wissenschaft (vgl. ebd.). Werden diese Faktoren differenziert nach Fächergruppen betrachtet, so fällt auf, dass insbesondere Promovierende der Geisteswissenschaften Tätigkeiten außerhalb der Hochschule am ehesten aus Gründen der vermeintlich schlechteren Beschäftigungsperspektiven in der Wissenschaft präferieren (siehe Tabelle 1).

Gründe für eine zukünftige Tätigkeit außerhalb der Hochschule, differenziert nach Fächergruppen (Angaben in Prozent)

Fachrichtung	Schlechtere Beschäftigungsperspektiven in der Wissenschaft	Bessere Verdienstmöglichkeiten außerhalb der Wissenschaft	Höhere Beschäftigungssicherheit außerhalb der Wissenschaft	Schwierigkeiten bei der Vereinbarkeit von Familie und Beruf	Höhere Mobilitätsanforderungen in der Wissenschaft	Mangelhafte Unterstützung bei der Entwicklung als Wissenschaftler(in)	Höhere Arbeitsbelastung in der Wissenschaft
Geisteswissenschaften	84	36	63	46	42	48	29
Erziehungswissenschaften/Psychologie	73	49	68	46	51	41	39
Rechts-, Wirtschatts- u. Sozialwissenschaften	69	56	56	27	28	39	19
Mathematik, Informatik u. Naturwissenschaften	74	65	68	44	34	36	25
Ingenieurwissenschaften	55	71	53	23	11	33	17
Insgesamt	67	63	61	34	27	36	22

Tabelle 1: Gründe für eine zukünftige Tätigkeit außerhalb der Hochschule, differenziert nach Fächergruppen (Angaben in Prozent) (Briedis et al. 2013, S. 28)

Tatsächlich lässt sich hinsichtlich der *Befristung* darstellen, dass mehr als drei Viertel der Promovierten im nicht-wissenschaftlichen Bereich unbefristet beschäftigt sind, wohingegen dies nur auf etwa ein Drittel der NachwuchswissenschaftlerInnen an Hochschulen und außeruniversitären Forschungseinrichtungen zutrifft (vgl. Briedis et al. 2014, S. 57). Auffällig ist, dass sich ein deutlicher Unterschied in der Quote befristeter Verträge bei Frauen und Männern der Altersgruppe der 35- bis 45-Jährigen vor allem nach der Promotion darstellen lässt (vgl. Konsortium Bundesbericht 2013, S. 259). Sind im Jahr 2009 7,4 Prozent der Männer und 10,5 Prozent der Frauen mit Universitätsabschluss einer befristeten Beschäftigung nachgegangen, waren dies im gleichen Jahr 17,8 Prozent der Männer und 28,9 Prozent der Frauen mit Promotion (vgl. ebd.).

Eine *Vollzeitbeschäftigung* ist mit 88 Prozent im außeruniversitären Forschungs- und Entwicklungsbereich sowie mit 80 Prozent bei Arbeitsstellen an Hochschulen und außeruniversitären Forschungseinrichtungen am häufigsten (vgl. Briedis et al. 2014, S. 57). Mit 69 Prozent am seltensten finden sich Vollzeitbeschäftigungen bei nicht-wissenschaftlichen Tätigkeiten (vgl. ebd.). Des Weiteren gaben 14 Prozent der 2.222 Befragten des WiNbus-Panels an, selbstständig oder freiberuflich tätig zu sein (vgl. ebd., S. 59).

Hinsichtlich des *Einkommens* lässt sich im Vergleich zum durchschnittlichen Verdienst nach einem Universitätsabschluss feststellen, dass sowohl Frauen als auch Männer mit Promotion deutlich häufiger „3.600 Euro und mehr" (netto) verdienen (vgl. Konsortium Bundesbericht 2013, S. 262; siehe Abbildung 3). So geben 7,2 Prozent der Frauen und 30,4 Prozent der Männer mit Universitätsabschluss an, sich in diese Gehaltskategorie einordnen zu können. Dies trifft nach der Promotion auf 17,2 Prozent der Frauen und 48,6 Prozent der Männer zu (vgl. ebd.). Verändert man den Blickwinkel von der vertikalen zur horizontalen Einordnung der Gehaltsgruppen, so wird aber außerdem deutlich, wie groß der Gehaltsunterschied zwischen Männern und Frauen sowohl mit der Promotion als auch mit dem Universitätsabschluss als höchste Qualifikationsstufe zu sein scheint. Denn neben der Diskrepanz von 17,2 Prozent (Frauen) und 48,6 Prozent (Männer) in der höchsten Gehaltsstufe nach der Promotion lässt sich ein ebenso gearteter, wenn auch geringerer Unterschied auch in der zweithöchsten Kategorie („2600 bis <3600") darstellen. In den beiden unteren Gehaltsgruppen („1700 bis <2600" und „<1700") ordnen sich dann mehr Frauen als Männer ein (vgl. ebd.; siehe Abbildung 3).

Vergleicht man Promovierte unabhängig von ihrem Geschlecht aber differenziert nach Tätigkeitsbereichen, so wird außerdem deutlich, dass NachwuchswissenschaftlerInnen im nicht-wissenschaftlichen Bereich mit einem durchschnittlichen Einkommen von ca. 5.400 Euro pro Monat die höchsten Gehälter erzielen, wohingegen Promovierte an Hochschulen oder außeruniversitären Forschungsinstituten ca. 4.100 Euro (ohne variable Zulagen) verdienen (vgl. Briedis et al. 2014, S. 57).

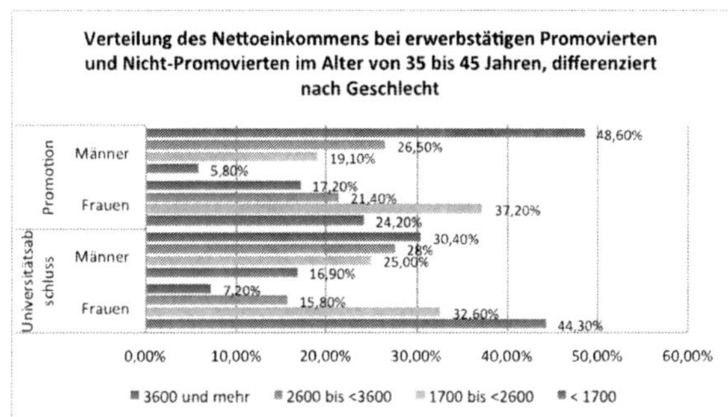

Abbildung 3: Verteilung des Nettoeinkommens bei erwerbstätigen Promovierten und Nicht-Promovierten im Alter von 35 bis 45 Jahren, differenziert nach Geschlecht (Quelle: Mikrozensus 2009 nach Konsortium Bundesbericht 2013, S. 262; eigene Darstellung)

Betrachtet man darüber hinaus auch die horizontale und vertikale Passung der Beschäftigungsbereiche von Promovierten und vergleicht diese mit den Tätigkeiten von Nicht-Promovierten, so fällt auf, dass 80 Prozent derjenigen, die eine Dissertation abgeschlossen haben, ihre Arbeit als „volladäquat" einstufen und damit sowohl das Verhältnis von Position, Einkommen und Qualifikation als auch den fachlichen Nutzen ihrer Qualifikation positiv einschätzen (vgl. Konsortium Bundesbericht 2013, S. 285). Dies trifft nur auf 61 Prozent der Personen zu, die keine Promotion abgeschlossen haben (vgl. ebd.). Ebenfalls auffällig ist, dass nur drei Prozent der Promovierten ihre Tätigkeit als „inadäquat" einschätzen, wiederum aber zehn Prozent der Nicht-Promovierten (vgl. ebd.).

Als *zukünftige berufliche Pläne* geben etwa sechs Prozent der Promovierten, die im nicht-wissenschaftlichen Bereich arbeiten, dafür aber etwa 50 Prozent derjenigen, die an Hochschulen oder außeruniversitären Forschungseinrichtungen beschäftigt sind, an, eine Habilitation abschließen zu wollen (vgl. Briedis et al. 2014, S. 59). Unklar bleibt, ob die verbleibenden 50 Prozent möglicherweise einen beruflichen Wechsel in den nicht-wissenschaftlichen Bereich, die Ausübung einer Juniorprofessorenstelle, habilitationsäquivalente Leistungen oder eine Tätigkeit als FH-Professor oder FH-Professorin anstreben (vgl. ebd.).

FH-ProfessorInnenstellen, die insbesondere für den wissenschaftlichen Nachwuchs der Gesundheitsfachberufe interessant sein mögen, setzen keine

Habilitation voraus; aufgrund des hohen Praxisbezugs der an Fachhochschulen beheimateten Studiengänge dafür aber sehr wohl praktische Berufserfahrungen, die je nach bundeslandspezifischen Hochschulgesetzen zwischen 2,5 und drei Jahren außerhalb des hochschulischen Bereichs absolviert worden sein müssen.

Retrospektiv betrachtet schätzen Promovierte zehn Jahre nach der Fertigstellung ihrer Dissertationsschrift den *Nutzen einer Promotion* in vielfältigen Bereichen als positiv ein. Die fünf durchschnittlich am häufigsten benannten Faktoren sind persönliche Weiterbildung, Arbeit an einem interessanten Thema, Verbesserung der Berufschancen, Realisierung fachlicher und beruflicher Neigungen sowie Akzeptanz bei KundInnen und GeschäftspartnerInnen (vgl. Konsortium Bundesbericht 2013, S. 280). Auch erreichen sie im Rahmen von Befragungen zur beruflichen Zufriedenheit durchschnittlich – wenn auch nur gering – höhere Werte in der Bewertung der inhaltlichen Ausgestaltung im Vergleich zu Nicht-Promovierten (vgl. ebd., S. 288). Schlechter als bei den Nicht-Promovierten werden allerdings arbeitszeitliche Rahmenbedingungen bewertet (vgl. ebd.).

Thesen und Forderungen

These 1: Eine Promotion fungiert im Allgemeinen als „Karrieremotor" (Konsortium Bundesbericht 2013, S. 288) – die Zündung dieses „Motors" scheint jedoch für FH-AbsolventInnen von deutlich mehr Barrieren umgeben zu sein.

Forderung 1: Bei Promovierten zeigen sich unabhängig vom wissenschaftlichen oder nicht-wissenschaftlichen Arbeitsfeld eine im Vergleich zu Nicht-Promovierten deutlich erhöhte Erwerbsbeteiligung, ein höheres Einkommen, eine hohe vertikale und horizontale Adäquanz sowie eine hohe subjektive Zufriedenheit und eingeschätzter Nutzen. Bezogen auf den wissenschaftlichen Arbeitsbereich deutet sich aber auch die Tendenz eines ebenso schnellen Berufswechsels in den privaten oder öffentlichen Sektor an, der insbesondere mit den Faktoren der mangelhaften Vereinbarkeit von Familie und Beruf sowie den unsicheren, weil zumeist befristeten, Beschäftigungsverhältnissen in der Post-Promotionsphase begründet wird. Insbesondere FH-AbsolventInnen unterliegen jedoch bereits bei der Planung und der institutionellen Anbindung ihrer Dissertation zumeist formalen Hürden. Der Anteil der mit Fachhochschulabschluss promovierten Personen ist entsprechend geringer, und o.g. Vorteile einer Promotion sind nicht uneingeschränkt für die Zielgruppe der FH-AbsolventInnen übertragbar. Obwohl dieses Problem bereits häufig in Politik und Öffentlichkeit rezipiert wurde, scheinen bisher keine umfangreichen und nachhaltigen Reformen der grundsätzlichen Beschäftigungsverhältnisse im akademischen Mittelbau angezeigt. Es bedarf damit nicht nur einer Öffnung der Zugangsmöglichkeiten zur Promotion für FachhochschulabsolventInnen, sondern auch einer Neuverhandlung der grundsätzlichen Beschäftigungsmodelle und -perspektiven von Nicht-ProfessorInnen im akademischen Kontext.

These 2: Hinsichtlich der Promotionen mit Fachhochschulabschluss ist bisher sehr wenig über Karrierewege von FH-AbsolventInnen bekannt. Insbesondere Angehörige der Gesundheitsfachberufe werden in AbsolventInnenstudien vermutlich aufgrund ihres zahlenmäßig geringen Einflusses kaum berücksichtigt.

Forderung 2: Aus der Sichtweise der sich in der Professionalisierung befindlichen Gesundheitsdisziplinen erscheint dieser Umstand als dringend änderungswürdig. Die bisherigen Daten, die auch in diesem Beitrag vorgestellt wurden, weisen bereits auf eine langsam fortschreitende wissenschaftliche Fundierung der Gesundheitsfachberufe hin. Eine explizite Ausweisung der sich über „Promotionspioniere" entwickelnden Professionen ist jedoch unbedingt notwendig und dient nicht nur dem Monitoring des derzeitigen Entwicklungsstandes, sondern auch der Visualisierung von Hindernissen, Problemen und Entwicklungspotentialen.

Literatur

Briedis, K.; Jaksztat, S.; Preßler, N.; Schürmann, R. & Schwarzer, A. (2014): Berufswunsch Wissenschaft? Laufbahnentscheidungen für oder gegen eine wissenschaftliche Karriere. HIS: Forum Hochschule.

Briedis, K.; Jaksztat, S.; Schneider, J.; Schwarzer, A. & Winde, M. (2013): Personalentwicklung für den wissenschaftlichen Nachwuchs. Bedarf, Angebote und Perspektiven – eine empirische Bestandsaufnahme. HIS: Projektbericht.

Flöther, C. (2015): At the Top? Die berufliche Situation promovierter Absolventinnen und Absolventen. In: Flöther, C. & Krücken, G. (Hrsg.): Generation Hochschulabschluss: Vielfältige Perspektiven auf Studium und Berufseinstieg. Analysen aus der Absolventenbefragung. Münster: Waxmann Verlag, S. 107-130.

Gesundheitsberichterstattung des Bundes (2009): Beschäftigte im Gesundheitswesen. Heft 46. [Elektronische Ressource] Zugriff am 14.12.2014 unter https://www.gbe-bund.de/pdf/beschaeftigte.pdf

Hochschulrektorenkonferenz (2013): HRK-Umfrage: Promotionen von Fachhochschulabsolventinnen und Fachhochschulabsolventen in den Prüfungsjahren 2009, 2010 und 2011, Bonn.

Konsortium Bundesbericht Wissenschaftlicher Nachwuchs (2013): Statistische Daten und Forschungsbefunde zu Promovierenden und Promovierten in Deutschland, Bielefeld: Bertelsmann Verlag.

Stock, S.; Schneider, P.; Peper, E. & Molitor, E. (2006): Erfolgreich promovieren. Ein Ratgeber von Promovierten für Promovierende. 2. Auflage. Berlin: Springer Verlag.

„Steigbügel halten" – das Interdisziplinäre Forschungskolloquium der Gesundheitsfachberufe (IFG)

Ulrike Marotzki, Hilke Hansen

Die Zahl der akademisch qualifizierten KollegInnen aus den Gesundheitsfachberufen wächst allmählich. Auch wenn die Gruppe derjenigen, die die Voraussetzungen für eine Promotion mitbringen, in der Ergotherapie, Logopädie und Physiotherapie noch klein ist, nehmen die dringenden Anfragen nach Beratung und Unterstützung bei der Suche nach einer Promotionsmöglichkeit an den Hochschulen zu.

Die Qualifikationswege, die diesen Anfragen vorausgehen, sind sehr unterschiedlich. Da sind einmal KollegInnen, die aus dem Grundberuf Ergotherapie, Logopädie oder Physiotherapie kommen, dann in ein nicht direkt mit der ersten Qualifikation verbundenes Studium gegangen sind und durch aktuelle eigene berufliche oder bildungs- und gesundheitspolitische Entwicklungen mit der Idee der Promotion spielen. Eine zweite kleine Gruppe kommt nicht aus den drei genannten Gesundheitsfachberufen, sondern aus angrenzenden Berufen (bspw. Pflege, Kulturwissenschaften, Soziologie). Sie möchten zu einem interdisziplinär interessierenden und die Gesundheitsfachberufe tangierenden Thema promovieren (bspw. zur Angehörigenperspektive). Die dritte wachsende Gruppe hat einen Bachelor- und einen Masterstudiengang in ihrer Fachrichtung durchlaufen und möchte jetzt „durchstarten". Ziele sind dabei, sich persönlich weiterzuentwickeln, verstärkt in die Forschung gehen zu wollen und/oder eine Professur im eigenen Fach anzustreben.

Tatsache ist, dass es in Deutschland bisher für ErgotherapeutInnen, LogopädInnen und PhysiotherapeutInnen keine spezifischen Förderstrukturen wie Promotionskollegs und -programme gibt. Derzeit aus diesen Berufen kommend promovieren zu wollen, heißt sehr häufig, sich mit der eigenen Fragestellung von Anfang an und bis zur Disputation *zwischen* Disziplinen – der eigenen und derjenigen, in der man promovieren will – auf den Weg zu machen und sich mit einem vom Ausgangspunkt ergotherapeutischen, logopädischen oder physiotherapeutischen Thema v. a. im interdisziplinären Diskurs zu bewähren. Während diese *doppelte Orientierung* für die erste Gruppe durch ihren bisherigen akademischen Weg bereits vertraut ist, müssen sich die zweite und dritte Gruppe hier erst eine neue Ausrichtung und Diskursivität erarbeiten.

Akademisch betrachtet ließe sich festhalten, dass einer sich neu bildenden Disziplin gar nichts Besseres passieren kann, als sich mit theoretischen und methodischen Grundlagen gewachsener Disziplinen auseinanderzusetzen, sich darüber einerseits im interdisziplinären Diskurs zu verorten und andererseits zu profilieren. Menschlich betrachtet werden Berufsangehörige der genannten Professionen auf dem Weg zur Promotion als Person sehr stark herausgefordert. In Promotionsseminaren und in der Betreuung durch ihre Doktormütter und -väter an den Universitäten sind sie meist Repräsentanten ihrer ganzen Profession. Sie müssen erklären, wie bspw. Grundbegriffe und -annahmen zu verstehen seien. Es tauchen Fragen auf, die in den eigenen Reihen als selbstverständlich angesehen und selten thematisiert werden. Es müssen somit Geltungsbegründungen geliefert und diskursiv entwickelt werden, wie dies zuvor nicht nötig war. Es geht in diesen Promotionsprozessen also nicht „nur“ um eine wissenschaftliche Auseinandersetzung und das Verfassen einer Dissertation. sondern auch darum, die eigene berufliche Identität zu erhalten und weiterzuentwickeln und – unvermeidlich – die Sicht auf die Ursprungsprofession zu verändern. Es handelt sich beim Promovieren also neben dem Erreichen einer akademischen Qualifikation darum, einen höchst anspruchsvollen individuellen Bildungsprozess zu durchlaufen.

Das Interdisziplinäre Forschungskolloquium der Gesundheitsfachberufe (IFG) ist genau dieser doppelten Zielsetzung Promovierender in den Berufen Ergotherapie, Logopädie und Physiotherapie gewidmet. Hierin besteht seine „Steigbügelfunktion“. Entstanden ist es 2003 aus der Initiative dreier promovierender Frauen: Hilke Hansen (Logopädie), Annette Probst (Physiotherapie) und Ulrike Marotzki (Ergotherapie), die mittlerweile Professorinnen ihrer Fächer an den Hochschulen Osnabrück und der HAWK Hildesheim/Holzminden/Göttingen sind. Sie sind die Leiterinnen des heutigen IFG, dessen Format im Folgenden beschrieben werden soll.

Zielsetzungen: Hauptziel des IFG ist die Förderung und Begleitung von Promovierenden der Gesundheitsfachberufe, die im Rahmen ihrer universitären Anbindungen häufig keine fachspezifische Diskussionsmöglichkeit haben. Im Zentrum der Zusammenarbeit stehen die Beratung und Begleitung in den verschiedenen Phasen eines Promotionsprojektes (Forschungsfrage, Studiendesign, Datenerhebung und -analyse, Ergebnisdarstellung). Schwerpunkte bilden Fragestellungen der Ergotherapie, Logopädie und Physiotherapie und die Auseinandersetzung mit qualitativen und methodenkombinierten Designs bzw. Studien, die innovative Forschungsmethoden entwickeln. Ein zweites Ziel ist der Austausch über die persönlichen Erfahrungen, Strategien und Kontakte rund um die Promotion. Drittens strebt das IFG an, in der Auseinandersetzung mit konkreten Forschungsvorhaben an einer gemeinsamen und die spezifischen Zugänge der Gesundheitsfachberufe aufgreifenden Forschungsperspektive und -strategie zu arbeiten, die sich zu einer Ergänzung und Erweiterung etablierter Richtungen der Gesundheitsforschung entwickeln kann.

Inhaltliche und methodische Ausrichtung: Die Gesundheitsfachberufe teilen das Interesse daran, wie Menschen kommunizieren, sich betätigen und bewegen, mit einer Vielzahl wissenschaftlicher Disziplinen. Der besondere Blick der forschenden Ergotherapie, Logopädie und Physiotherapie liegt im Fokus auf der Intervention – dem absichtsvollen therapeutischen Eingreifen mit dem Ziel, Beeinträchtigungen der Betätigung, Kommunikation und Bewegung vorzubeugen, diese zu beheben oder in ihren Folgen zu begrenzen. Die Intervention bildet den identitätsstiftenden Kernbereich gesundheitsfachberuflicher Forschung, die sich auch in der Auseinandersetzung mit Themen der Grundlagenforschung perspektivisch an der Bedeutung der Ergebnisse für die Intervention orientiert.

Vor diesem Hintergrund unterscheidet das IFG derzeit grob zwischen drei sich ergänzenden Forschungsperspektiven der Gesundheitsfachberufe.

Dies ist zunächst die Auseinandersetzung mit der Perspektive der KlientInnen. Geprägt durch das Gegenstandsverständnis der jeweiligen Profession stehen Erfahrungen der Bewältigung von Herausforderungen bzw. Transitionen im Lebenslauf im Mittelpunkt.

Enger therapeutisch gefragt geht es um Erfahrungen, die KlientInnen mit eigenen Veränderungsprozessen angesichts von Krankheit, Trauma, Behinderung, Heilung und Entwicklung in der institutionalisierten Gesundheitsversorgung, aber auch in unterschiedlichen sozialen Umwelten machen. Die Erkundung der Klientenperspektive unterstützt die Reflexion und Weiterentwicklung des jeweiligen professionellen Problemverständnisses. Professionseigene Definitionen von Zielsetzungen, Aufgaben und Zuständigkeiten können überprüft und bisher unberücksichtigte Problemlagen und Zugangsbarrieren identifiziert werden.

Hier schließt die klientenbezogene Forschung an die zweite Perspektive, die Perspektive der Versorgungsforschung, an. Diese umfasst einerseits die Analyse bestehender Versorgungsprozesse und die Entwicklung innovativer Versorgungskonzepte und -strukturen. Grundlegend ist zudem die begleitende Evaluation der Implementation und Umsetzung neuer Konzepte unter Alltagsbedingungen. Die Auseinandersetzung mit Versorgungsprozessen in den Institutionen des Gesundheitswesens stellt u. a. das Miteinander der verschiedenen Professionen, die Zusammenarbeit im Team sowie die Klientenorientierung in den Mittelpunkt. Die Perspektive der Versorgungsforschung beinhaltet darüber hinaus auch die wissenschaftliche Überprüfung der Wirksamkeit und Wirkmechanismen von Interventionen. Wirkungs- und Wirksamkeitsforschung setzt sich empirisch damit auseinander, was in (Prozess) und durch (Ergebnis) gesundheitsfachberufliche und interprofessionelle Interventionen geschieht.

Die Gesundheitsfachberufe stehen weiterhin vor der Herausforderung, ihren derzeitigen und potentiellen Beitrag zu einer integrierten, an aktuellen gesellschaftlichen Entwicklungen orientierten Gesundheitsversorgung zu verdeutlichen und nachzuweisen.

Professionsforschung, mit einem breiten Spektrum theoretischer Rahmungen, ist die dritte Perspektive: Thematisiert wird die eigene Profession in ihren Denkweisen, Handlungsvollzügen und Ablaufschemata. Die Professionsperspektive stellt Fragen nach Ausbildungs- und Sozialisationsprozessen, die für die jeweilige Profession und ihr berufliches Selbstverständnis prägend sind. Zentral ist zudem die Auseinandersetzung mit professionsspezifischen Formen der klinischen Urteilsbildung und Entscheidungsfindung. Dabei rücken auch die strukturellen Rahmenbedingungen gesundheitsfachberuflicher Tätigkeit innerhalb des deutschen Gesundheitswesens verstärkt in den Fokus.

Die Auseinandersetzung mit spezifischen Perspektiven und Fragestellungen der Gesundheitsfachberuf führt auch auf der Ebene der forschungsmethodischen Umsetzung zur Suche nach innovativen und kreativen Lösungen.

So stellt sich beispielsweise in der Untersuchung professionellen Handelns und Entscheidens die Frage, wie implizite Wissensbestände oder körperlich-sinnliche Wahrnehmungen in ihrer Bedeutung für das therapeutische Handeln und die Interaktion zwischen den beteiligten Akteuren angemessen untersucht werden können. Das IFG baut dabei auf eine methodische Offenheit, die die vielfältigen Prägungen, Erfahrungen und Kenntnisse der Teilnehmenden im Bereich der qualitativen Forschungsmethodik fruchtbar machen kann.

Arbeitsweise: Das IFG tagt dreimal im Jahr an drei unterschiedlichen Orten: Anfang Februar im Rahmen des Bundesweiten Methodenworkshops des Zentrums für Sozialweltforschung und Methodenentwicklung an der Otto-von-Guericke-Universität in Magdeburg, Anfang Juli an der Hochschule Osnabrück und Ende Oktober/Anfang November an der HAWK in Hildesheim. Die genauen Termine lassen sich auf den Internetseiten der Studiengänge in Osnabrück und Hildesheim finden (Kontaktdaten siehe unten).

Der Erfolg des Forschungskolloquiums baut auf eine kontinuierliche und vertrauensvolle Zusammenarbeit der Kolloquiumsteilnehmenden auf. Das IFG bietet Raum, um sich persönlich in der Lebenssituation einer Forscherin, einer Promovierenden kennenzulernen und evtl. über Jahre in Kontakt und im Austausch zu bleiben. Deshalb ist eine verlässliche Teilnahme gewünscht. An der Mitarbeit Interessierte können über E-Mail zu einer der Leiterinnen Kontakt aufnehmen, werden dann zum nächsten Treffen eingeladen und haben dann die Möglichkeit, sich zu entscheiden, ob sie kontinuierlich mitarbeiten und ihr eigenes Projekt einbringen möchten. Eine besondere Herausforderung des IFG ist, dass es bisher keine strukturelle Verankerung gibt. Es wird aus der Initiative und Motivation der Leiterinnen angeboten.

Ablauf der Treffen: Auf der Basis der Anmeldungen zu einem Termin wird die Organisation vom Tagungsort aus durchgeführt. In bewährter Tradition beginnt das Treffen in Osnabrück und Hildesheim mit einem gemeinsamen Essen am Donnerstagabend, also vor dem Tag der eigentlichen inhaltlichen Arbeit. Der Freitag ist dann der Präsentation und Diskussion der Projekte gewidmet. Da sich die Dissertationen in unterschiedlichen Bearbeitungsphasen befinden, sieht das IFG zwei Präsentationsformate vor: die Ideenvorstellung (30 Min.) und die Projektvorstellung (120 Min.). In den Projektvorstellungen steht häufig die gemeinsame Arbeit am Datenmaterial im

Mittelpunkt. Die Gruppe arbeitet dann als Forschungswerkstatt, die eine Vielfalt unterschiedlicher Perspektiven auf das Material eröffnet. In der Moderation der Projekte wechseln sich die Leiterinnen ab.

Etwas anders gestaltet sich der Ablauf am Standort Magdeburg, da das IFG dort eine unter derzeit 16 Arbeitsgruppen des Methodenworkshops bildet (Internetseite siehe unten). IFG-Mitglieder haben hier die Möglichkeit, alternativ zur eigenen AG auch an anderen Arbeitsgruppen des Workshops teilzunehmen bzw. können Interessierte hier mit dem IFG erstmals Kontakt aufnehmen.

Erfahrungen: Das IFG schaut mit einer kurzen Unterbrechung auf eine zwölfjährige Entwicklung zurück. Während es zu Beginn die Leiterinnen selbst waren, die sich gegenseitig beraten haben, sind inzwischen zehn Promotionen fertiggestellt worden. Im Anschluss an die Promotion arbeitet die Mehrzahl der IFG-TeilnehmerInnen in wissenschaftlichen Kontexten. Wie in jedem Arbeitskreis gibt es eine Gruppe hoch aktiver TeilnehmerInnen, eine Gruppe gelegentlich Mitarbeitender und eine Gruppe, die es schon einmal in den Einladungsverteiler geschafft, bisher aber den Weg zur Promotion noch nicht angetreten hat. Das Format des IFG hat sich trotz unterschiedlichster Anforderungen, Lebensbedingungen und Wünsche bewährt. Derzeit wird überlegt und verhandelt, ihm auch eine institutionelle Anbindung zu geben, damit die gemeinsame Arbeit an den Wegen zur Promotion weiter ausgebaut werden kann.

Zwei Thesen

1. Eine Promotion in den Gesundheitsfachberufen bedeutet fast immer, sich zwischen der eigenen Disziplin und einer oder mehreren Bezugswissenschaften zu bewegen und zu bewähren. Diese Herausforderung ist anspruchsvoll, aber auch inspirierend und produktiv.
2. Insbesondere in der Phase der Entwicklung eines Forschungsdesigns für ein Promotionsvorhaben und während der Datenerhebung und -auswertung bietet der kontinuierliche Austausch in einer beratenden und begleitenden Gruppe – die mit der eigenen Disziplin vertraut ist – eine wichtige Unterstützung.

Zwei Forderungen

1. Spezifische Förderstrukturen wie Promotionskollegs und -programme, die auf die anwendungs- und interventionsorientierte Perspektive der Gesundheitsfachberufe zugeschnitten sind, sind ein wesentlicher Beitrag zur wissenschaftlichen Weiterentwicklung der Gesundheitsfachberufe in Deutschland.
2. Nach Abschluss einer Promotion muss es Möglichkeiten geben, die eigene wissenschaftliche Tätigkeit an Fachhochschulen und Universitäten fortzusetzen. Auch hier sind spezifische Förderstrukturen für die Post-Doc-Phase notwendig.

Kontakte

Prof. Dr. Hilke Hansen: H.Hansen@hs-osnabrueck.de

Prof. Dr. Ulrike Marotzki: Ulrike.Marotzki@hawk-hhg.de

Prof. Dr. Annette Probst: Annette.Probst@Hawk-hhg.de

Internetseiten

Zentrum für Sozialweltforschung und Methodenentwicklung, Uni Magdeburg: http://www.zsm.ovgu.de/

HAWK Hildesheim/Holzminden/Göttingen: http://www.hawk-hhg.de/sozialearbeit-undgesundheit/122254.php

Hochschule Osnabrück: https://www.wiso.hs-osnabrueck.de/34739.html

„Kein Geldregen – aber ein Segen" – Erfahrungen einer Stipendiatin

Benigna Brandt

Der Tag, an dem Annette im Colloquium weinte

Wie jeden Monat saßen wieder neun Frauen zusammen im Kolloquium der Alice Salomon Hochschule Berlin (ASH). Zwei von ihnen waren Hochschuldozentinnen und Mentorinnen, weitere sechs waren Stipendiatinnen im Promotionsstipendienprogramm der Frauenbeauftragten der ASH. Zusätzlich saß noch Annette in dieser Arbeitsgruppe. Sie war keine Stipendiatin, doch sie nutzte das Colloquium nach Rücksprache mit den anderen Frauen, um hier einen Ort zu haben, wo sie die aktuellen Forschungsergebnisse ihrer Promotion in einer Gruppe reflektieren konnte. Während meiner Promotion lernte ich schnell, dass Promovieren in Deutschland in den meisten Fällen eine sehr einsame Aufgabe sein kann. Promovendinnen und Promovenden sind häufig institutionell wenig eingebunden und besuchen auch nur selten Seminare an den Hochschulen (Hornborstel 2014). Sie arbeiten oft allein und strukturieren ihren Arbeitsalltag und vor allem das inhaltliche Vorgehen ihrer Studie weitgehend selbstständig. Wer seine Promotion in Deutschland beginnt, muss noch nicht einmal von Beginn an an eine Hochschule angebunden sein. Es ist zulässig, die Betreuung durch eine Doktormutter oder einen Doktorvater erst im Nachhinein zu regeln (Lübke 2015). Grundhaltung im Promotionskolloquium war daher, dass Promovendinnen, die nicht über das Stipendienprogramm gefördert wurden, willkommen sind, da ein Austausch in der Gruppe stets als produktiv und ergiebig wahrgenommen wurde. Annette war also Teil der Arbeitsgruppe, ohne Stipendiatin der ASH zu sein.

Annette teilte zu Beginn des Treffens mit, dass sie ihre Promotion aufgeben werde und dass dies ihr letzter Besuch im Colloquium sein würde. Die restlichen Gruppenmitglieder waren überrascht und schockiert. Annette arbeitete bereits seit einigen Jahren neben ihrer Erwerbsarbeit an dieser Promotion. Diese Arbeit abzubrechen war ein großer Schritt, den zu erklären ihr nicht leicht fiel. Den Prozess des Promovierens zu durchlaufen ist nicht nur eine intellektuelle, sondern häufig auch eine emotional sehr herausfordernde Aufgabe. Es erfordert Disziplin, eine stetig zu erneuernde Entscheidung für die Promotion und damit gegen Betätigungen in anderen Lebensbereichen (wie Freizeitaktivitäten, Zeit mit Familie und Freunden), ständige Selbstreflexion und Kritikfähigkeit. Jeder Frau im Colloquium war dies aus der eigenen Praxis gut vertraut. Außerdem kennt jede Promovendin die Statistiken über sogenannte Abbrecher(innen)quoten. Nicht jede Promotion, die begonnen wird, wird auch abgeschlossen (Hornborstel 2014). Und jetzt war Annette, eine von uns, eine von denen. Das macht Angst. Es stellen sich Denkszenarien ein wie: „Kann ich das schaffen? Ist es dieser Aufwand wert, weitergeführt zu werden, wenn auch ein Abbruch realistisch ist und durch eine Kommilitonin in greifbare Nähe rückt?"

Unter Tränen erzählte Annette, dass diese Entscheidung gut überdacht war. Sie war der Herausforderung durch Job, Familie (mit drei Kindern) und die Promotion einfach nicht mehr gewachsen. Eine dieser Aufgaben war einfach zu viel. Ohne eine finanzielle Subventionierung war sie weiterhin angewiesen auf ihren Job. Daher entschied sie sich schweren Herzens, die Promotion aufzugeben. Was für ein Schritt – wie geht es ihr jetzt damit?

Mein erster Versuch: eine Promotionsstelle

Ein ähnliches Erlebnis hatte auch ich vor Beginn der Promotion. Damals hatte ich mich auf eine sogenannte Promotionsstelle, die sogar als Stipendium ausgeschrieben war, beworben und die Stelle auch tatsächlich bekommen. Meine Freude war zunächst übergroß. Das vorgegebene Promotionsthema war spannend, das Arbeitsteam nett. Schnell stellte sich heraus, dass vom Arbeitgeber erwartet wurde, eine 50%-Stelle als reguläre Mitarbeiterin zu erfüllen. Hierfür arbeiteten die meisten Promovendinnen jedoch nicht 20 Wochenstunden, sondern 30–35. Dass dies nicht nur gebilligt, sondern sehr gern gesehen war, sagte man mir bereits im Vorstellungsgespräch. Die Anfertigung der Promotion durfte am Arbeitsplatz oder zu Hause, jedoch außerhalb der regulären Arbeitszeit stattfinden. Treffen mit der Doktormutter und Datenerhebungen mussten zeitlich noch hinzuaddiert werden.

Das kann man schaffen. Das geht. Das ist anspruchsvoll, aber möglich. Ich war engagiertes Arbeiten gewöhnt und hatte schon meinen Master berufsbegleitend absolviert. Parallel zur Abgabe der Masterarbeit hatte ich ein Kind bekommen, und mein Sohn war zur Zeit des Vorstellungsgesprächs der Promotionsstelle drei Monate alt.

Wie Annette habe ich lange überlegt, wofür ich mich entscheiden soll. War es möglich, die Versorgung eines drei Monate alten Kindes mit einer Promotionsstelle zu kombinieren, die mehr als 40 Wochenstunden Arbeit bedarf? Ja, das geht. Mein Partner bot an, unseren Sohn neben seiner freiberuflichen Arbeit zu versorgen. Schnell wurde mir jedoch klar, dass dies für mich als Mensch, als Mutter und auch als Promovendin kein Lebenskonzept war, das ich bereit war, drei Jahre lang durchzuhalten. Ich entschied mich daher dagegen, die Stelle anzunehmen. Der Wunsch, promovieren zu wollen, blieb. Ohne finanzielle Förderung arbeitete ich weiter an meinem Promotionsvorhaben, versorgte zunächst meinen Sohn im Babyjahr und arbeitete anschließend freiberuflich. Der Zeitdruck war weiterhin da, doch das freiberufliche Arbeiten ermöglichte einige Flexibilität meiner Lebensgestaltung.

Nach etwa einem Jahr, nachdem ich mit der Promotion begonnen hatte, aber aus Zeitmangel noch nicht sehr weit fortgeschritten war, erhielt ich das Promotionsstipendium der Frauenbeauftragten der ASH Berlin. Welch ein Segen.

Möglichkeiten, die das Stipendium bietet

Das Stipendium sicherte meinen Lebensunterhalt, sodass ich meine freiberuflichen Tätigkeiten auf ein Minimum zurückschrauben konnte. Gleichzeitig forderten die Stipendienregularien keinen kompletten Ausstieg aus dem Berufsleben, was es mir ermöglichte, weiterhin dort sehr begrenzt präsent zu bleiben.

Die Entscheidung, meine Prioritäten zwischen den Lebensbereichen Erwerbsarbeit, Kinderbetreuung/Familie und Promotion zu verteilen, entfiel durch den finanziellen Beitrag, den das Stipendium zu meinem Lebensunterhalt leistete.

Dies ermöglichte es mir, mich freier, motivierter und kreativer meinen verbleibenden Lebensaufgaben zu stellen. Gleichzeitig empfand ich durch die finanzielle Unterstützung eine große Verbindlichkeit meiner Promotion gegenüber. Das Arbeiten allein und ohne Anerkennung von Dritten war vorbei.

Zwar konnte ich meine Arbeitszeit weiterhin frei einteilen, doch hatte ich nun einfach viel mehr Zeit, die ich für meine Arbeit am Schreibtisch und in Bibliotheken nutzen konnte. Motiviert durch die Verbindlichkeit, die mir das Stipendium vermittelte, war es nun sehr leicht für mich, morgens, nachdem ich meinen Sohn in die Kita gebracht hatte, konzentriert bis zur Abholzeit aus der Kita zu arbeiten.

Das Stipendium der ASH bietet neben der finanziellen Unterstützung der Promovierenden jeweils einmal im Monat ein Kolloquium und vierteljährlich ein sogenanntes Methodenseminar. Hier lernte ich die anderen Stipendiatinnen kennen und erfuhr schnell, dass fast alle Frauen im Programm Kinder hatten und wie ich zwischen Bring- und Abholzeit des Kindergartens oder der Schule konsequent am Schreibtisch oder in der Bibliothek arbeiteten.

Abgesehen von den privaten Ähnlichkeiten der Stipendiatinnen in ihrer Mutterrolle unterschieden sich die Promotionsthemen sehr. So entstand innerhalb des Kolloquiums ein anregender Diskurs über die verschiedenen Schwerpunktthemen. Neben der Arbeit an dem Material der Promovierenden diskutierten wir Themen, die losgelöst von den Forschungsvorhaben für uns theoretisch interessant waren. Themen für diesen Diskurs waren etwa: postkolonialistische Theorien, feministische Theorien, Ethik, insbesondere Forschungsethik, Habitus bzw. soziales Kapital etc.

In den sogenannten Methodenworkshops habe ich Forschungsmethoden erarbeitet und auf das aktuelle Forschungsmaterial angewandt. Teilergebnisse wurden methodisch reflektiert und kritisch besprochen.

Sowohl das Forschungskolloquium als auch der Methodenworkshop bot ein Umfeld, das offen war für konstruktive Kritik und Ausprobieren. Achtung und Respekt zwischen den Promovendinnen und seitens der Mentorinnen unterschied sich deutlich von dem sonst gängigen konkurrierenden Vorgehen, das in den meisten anderen Arbeitsgruppen dieser Art üblich ist. Durch ihre jeweilige akademische Vorbildung war den meisten Promovendinnen diese Besonderheit bewusst, sodass gerade dieser Umgangston, also der achtungsvolle, produktive Umgang miteinander, sehr geschätzt und gepflegt wurde. Dies bedeutete nicht, dass Forschungshypothesen, Forschungsinstrumente oder Zwischenergebnisse nicht ausgesprochen kritisch reflektiert und häufig nach den Treffen komplett umgearbeitet wurden.

Der Prozess des Promovierens verläuft selten geradlinig oder stringent. Ein komplexes Praxisfeld muss analysiert werden in Bezug auf eine konkrete Fragestellung. Ziel einer guten Unterstützung ist es daher, richtungweisend zu reflektieren, ohne dabei demotivierend oder diffamierend zu sein.

Was es bedeutet, in ein Mentoring-Programm eingebunden zu sein

Die bereits erwähnten emotionalen Herausforderungen während des Promotionsprozesses bilden neben der Anforderung durch einen hohen Arbeitsdruck die größte Gefährdung dafür, eine Promotion erfolgreich abschließen zu können. Fallstricke auf diesem Weg sind: unzureichende Betreuung durch die Doktormutter oder den Doktorvater, soziale Isolation aufgrund des hohen Arbeitsdrucks, Zweifel an den eigenen intellektuellen Fähigkeiten, Zweifel an der Sinnhaftigkeit der Promotion, Zweifel an der inhaltlichen Gestaltung der Promotion.

Durch die Eingebundenheit in ein Mentoring-Programm können diese Herausforderungen nicht aufgehoben, aber aufgefangen werden. Diese Herausforderungen bestehen nicht nur darin, den fortlaufenden Selbstzweifeln zu begegnen und selbstbewusst das erste eigenverantwortliche Forschungsvorhaben umzusetzen, sondern auch in der Entwicklung einer neuen Rollenidentität, die mit dem Prozess des Promovierens einhergeht.

Fragen, die sich bei jeder Promovendin einstellen, sind:

- Wer bin ich als Doktorandin?
- Welche Schlüsselkompetenzen sind erforderlich, sodass der Titel – Doktorin – angemessen vertreten werden kann?
- Was muss neben der Forschungsarbeit noch gelernt werden, damit die akademische Weiterqualifikation auch gezeigt und für weitere Karriereschritte genutzt werden kann?
- Ist es nach wie vor ungewöhnlich, dass eine Frau promoviert?
- Wie geht man mit dieser Rollenzuschreibung produktiv um?
- Wie lässt sich ein „Frau-Dr.-Habitus“ und später eventuell ein „Frau-Prof.-Dr.-Habitus“ erlernen?

- Befindet man sich als Promovendin an einer Fachhochschule in Deutschland in einer Sonderrolle?
- Was bedeutet dies für mich und meine Rollenidentität als Promovendin?
- Ist Frauenförderung gerechtfertigt?
- Wie begegne ich Kritik an der Frauenförderung, die mir gegenüber geäußert wird?

Keine kleine Nebensache zwischen den Zeilen

Diese Fragen stellen keine kleine Nebensache des Promotionsprozesses dar, sondern sind integraler Bestandteil dessen, was in dieser Zeit erarbeitet wird. Durch die (leider immer noch) als besonders angesehene Rolle einer promovierenden Frau in Deutschland wird diese Identitätsfindung noch zusätzlich erschwert. Dieser spezifischen Herausforderung als Frau im Rahmen der Promotion zu begegnen, sie produktiv zu integrieren und schlussendlich eine reife Rollenidentität als promovierte Frau zu entwickeln, muss Ziel des Prozesses sein.

Rollenvorbilder von weiblichen Professorinnen, die als Mentorin zur Seite stehen, sind hier unerlässlich. Auch der Austausch und die Vernetzung von Frauen im gleichen Entwicklungsprozess im Rahmen eines Stipendienprogramms wirken sich entlastend und motivierend auf die Arbeit an den unerlässlichen Soft Skills aus.

Thesen

1. Es bedarf einer aktiven Auseinandersetzung mit der Rolle als Doktorin, um als Frau einen Promotionsprozess erfolgreich durchlaufen zu können. Hierfür müssen durch die Promovendin Schlüsselkompetenzen entwickelt werden.
2. Frauen müssen aufgrund ihrer frauenspezifischen Funktion innerhalb der Familie anders als Männer im Rahmen einer Promotion Aufgaben aus unterschiedlichen Lebensbereichen gegeneinander abwägen.

Forderungen

1. Frauen, die promovieren, sollten unbedingt institutionell angebunden sein und sowohl mit anderen Promovendinnen als auch mit Professorinnen vernetzt sein, um frauenspezifische Rollenfindungsprozesse im Rahmen der Promotion durchlaufen zu können. Am besten ist hierfür ein Stipendienprogramm geeignet, das gleichzeitig die Verbindlichkeit des Promotionsvorhabens hervorhebt.
2. Finanzielle Förderung von Frauen im Promotionsprozess ist unerlässlich, da sie sich in der Lebensphase, in der eine Promotion in der Regel angefertigt wird, häufig gleichzeitig in der Familiengründungphase befinden, in die sie nach wie vor auf besondere Weise eingebunden sind.

Literatur

Academics.de (https://www.academics.de/wissenschaft/wege-zur-promotion_56856.html) Zugriff: 15.07.2015.

Bilden, H. (1997). Das Individuum – ein dynamisches System vielfältiger Teil-Selbste. Identitätsarbeit heute. Frankfurt am Main: Suhrkamp, 227–250.

Bourdieu, P.(2005) Die verborgenen Mechanismen der Macht, VSA Verlag Hamburg.

Breuer, F., Mruck, K., Roth, W-M. (2002) Subjectivity and Reflexivity: An Introduction, Forum Qualitative Sozialforschung Vol. 3, No. 3, Art. 9.

Fine, M. (1994) Working the Hyphens – Reinventing Self and Other in Qualitative Research, In: Deniz, N.K., Lincoln, Y.S. (Eds.) Handbook of qualitative research, Thousand Oaks: Sage New York.

Freire, P. (1973) Pädagogik der Unterdrückten – Bildung als Praxis der Freiheit, Rowohlt Verlag Reinbek bei Hamburg.

Hildenbrandt, B. (1999) Was ist für wen der Fall? – Problemlagen bei der Weitergabe von Ergebnissen von Fallstudien an die Untersuchten und mögliche Lösungen, Psychotherapie und Soziologie Vol.1, No.4, S. 265–280.

Hörisch, J. (2010) Theorien Apotheke – Eine Handreichung zu den humanwissenschaftlichen Theorien der letzen fünfzig Jahre, einschließlich ihrer Risiken und Nebenwirkungen, Suhrkamp Verlag Frankfurt am Main.

Hornborstel, S., Tesch, J. (2014) Die Promotion – Entwicklungstrends in Deutschland, https://www.academics.de/wissenschaft/promotion-entwicklungstrends-in-deutschland_57280.html (Zugriff: 15.07.2015).

Islam, N. (2000) Research as an Act of Betrayel – Researching Race in an Asian Community in Los Angeles, In: Twine, F.W., Warren, J.W. (Eds.) Racing research, researching race – Methodological dilemma in critical race studies, NYU Press New York and London.

Krais, B., Gebauer, G. (2002) Habitus, Transcript Verlag Bielefeld.

Lübke, F. (2015) Wie viel Hilfe braucht eine Promotion? https://www.academics.de/wissenschaft/wie-viel-hilfe-braucht-eine-promotion_57680.htm (Zugriff: 15.07.2015).

Schmidt, U.C. (1988) Wohin mit "unserer gemeinsamen Betroffenheit" im Blick auf die Geschichte? – Eine kritische Auseinandersetzung mit methodischen Postulaten der feministischen Wissenschaftsperspektive, In: Becker, U., Rüsen, J. (1988) (Hrsg.) Weiblichkeit in geschichtlicher Perspektive. – Fallstudien und Perspektiven zu Grundproblemen der historischen Frauenforschung. Frankfurt am Main, Suhrkamp.

„Get your PhD in Halle" – der Promotionsstudiengang für Pflege- und Therapiewissenschaften an der Universität Halle-Wittenberg

Johann Behrens, Anga Engelke-Hermannsfeldt, Holm Thieme, Udo Wolf

In der Medizinischen Fakultät Halle-Wittenberg absolvierten schon seit Anfang der neunziger Jahre des vorigen Jahrhunderts Hunderte von Physio-, Ergo- und anderen TherapeutInnen ein Studium mit einem Diplom-Abschluss, der laut Beschluss der Kultusministerkonferenz dem „Master" entsprach. Allerdings hatte dieser erste Studiengang nicht Physio- oder Ergotherapiewissenschaft und Pflege- oder Hebammenwissenschaft zum Gegenstand, sondern das Fach „Medizinpädagogik". Professionalisiert wurde also nicht die Tätigkeit der therapeutischen und pflegerischen Berufe mit ihren KlientInnen, sondern die Tätigkeit von Lehrenden mit ihren SchülerInnen. Die Medizinische Fakultät bot überdies keine Promotionsmöglichkeit für MedizinpädagogInnen an.

Die Lehre in den Gesundheitsberufen ist extrem wichtig. Es fragte sich damals nur, wie man in therapeutischer und pflegerischer Praxis unterrichten kann, ohne diese Praxis selber therapie- und pflegewissenschaftlich zu durchdringen, also Therapie-, Hebammen- und Pflegewissenschaften zum Kern der Ausbildung in den Gesundheitsberufen zu machen. Management und Lehre in Pflege und Therapie sind dienende Infrastrukturfunktionen, die der besseren pflegerischen und therapeutischen Praxis „dienen". Das Problem des mangelnden Kernfachs Pflege- oder Therapiewissenschaft sahen damals offenbar auch viele pflege- und therapiepädagogische Studiengänge an den Fachhochschulen. Oft wurde deswegen zwischen „Pflegekunde" und „Pflegewissenschaft" unterschieden und behauptet, Lehrende der Gesundheitsberufe brauchten nur die „Pflegekunde" (oder Therapiekunde) zu durchdringen und nicht die Pflege- und Therapiewissenschaft. Übertragen auf Jura oder Medizin hieße das, man könne nicht Jura oder Medizin als Wissenschaften des vernünftigen Handelns von ÄrztInnen und JuristInnen studieren, sondern nur die Fächer „Gerichtspräsidentin", „Chefärztin/Chefarzt", „Jura- bzw. Medizindozentin" ohne das Kernfach Medizin oder Recht.

In der Dekanekonferenz Pflegewissenschaft wurde damals ein Preis von 1000 DM ausgeboten für diejenigen, die als Erstes ein einziges Praxisproblem nennen können, das in die „Pflegekunde" fällt und nicht in die „Pflegewissenschaft". Für den Preis erfolgte nie eine Einreichung.

Institutsgründung an einer Medizinischen Fakultät

Aus dieser Überlegung wurde (erst!) 1998/99 in der medizinischen Fakultät Halle-Wittenberg (als erster öffentlicher Medizinischer Fakultät in den deutschsprechenden Ländern Österreich, Schweiz und Deutschland) ein eigenes Institut gegründet, welches pflege- und therapiewissenschaftlich den Kern physio-, ergo- und anderen therapeutischen und pflegerischen Handelns im multiprofessionellen therapeutischem und pflegerischen Team zum Gegenstand hat. Die organisatorische Grundidee dabei war, neben Lehrveranstaltungen für die einzelnen Therapie-, Hebammen-, Pflege- und diagnostisch-technischen Berufsfächer auch gemeinsame Seminare für alle Mitglieder des multiprofessionellen Teams, die mit denselben KlientInnen handelten, anzubieten, einschließlich der ärztlichen. Die Aufsplitterung der Einrichtungen und Berufsgruppen im Gesundheitswesen sollte nicht durch die Aus-Bildung noch vertieft werden, und Bildung und Be-Handlung (Versorgung) sollten zusammengeführt werden. Im Unterschied zu Fachhochschulen tragen die Universitätsmedizinen in Deutschland eine klare regionale und überregionale Verantwortung in der ambulanten und stationären Versorgung. Bei regionalen Versorgungsproblemen werden daher zu Recht regelmäßig die regionalen Universitätsklinika kritisiert, nie aber die Fachhochschulen, die regional keine Verantwortung in der Versorgung haben. Bei roten Zahlen in der ambulanten Versorgung der Universitätsklinika flossen daher auch recht regelmäßig Mittel für Forschung und Lehre zum Defizitausgleich in die ambulante Versorgung. Ein solches Ansinnen, mit Mitteln für Forschung und Lehre finanzielle Defizite der ambulanten Versorgung auszugleichen, richtete bisher niemand an die Fachhochschulen.

Aufgrund der regionalen klaren Verantwortung sind Universitätsmedizinen, sobald in ihnen außer MedizinerInnen auch Therapie- und PflegewissenschaftlerInnen gleichberechtigt forschen, lehren und praktizieren, typische regional verantwortliche, multiprofessionelle *Health Universities* – womit noch nichts darüber gesagt ist, wie gut sie diese Funktion ausfüllen. Auf alle Fälle erlaubt der Charakter einer Health University einen besonderen didaktischen Ansatz. Didaktisch beruhen die Halleschen Curricula stark auf der Supervision eigener Praxiserfahrungen in Therapie und Pflege und auf einer therapie- und pflegewissenschaftlichen Theorie. Die Studierenden der Therapie- und Pflegewissenschaften sind vom ersten Semester an in einer therapeutischen ambulanten und stationären Praxis tätig, für die ihre Universität die Verantwortung trägt.

Ab 1999 setzten sich die Verantwortlichen für das Institut in der Medizinischen Fakultät und im Senat der gesamten Universität für eine Promotions- und Habilitationsordnung für Therapie- und PflegewissenschaftlerInnen ein, welche es vorher nicht gab. Der Antrag wurde von der gesamten medizinischen Fakultät und besonders dem langjährigen Vorsitzenden des Promotionsausschusses, dem Anatomen Elmar Peschke, sehr unterstützt. Seit Anfang des neuen Jahrtausends, seit inzwischen fast 16 Jahren, können Physio-, Ergo- und andere TherapeutInnen wie LogopädInnen alle Stufen universitärer Bildung in ihrem therapeutischen Fach, von der grundständigen Bildung bis zu Promotion und Habilitation, absolvieren. Generell können auch ProfessorInnen von Fachhochschulen Promotionen betreuen und evaluieren, sofern sie habilitierten und PrivatdozentInnen sind. Bereits in den achtziger und neunziger Jahren des vorigen Jahrhunderts war das vielfach der Fall.

Seit 16 Jahren besteht also kein formaler oder infrastruktureller Mangel mehr, der Physio- und ErgotherapiewissenschaftlerInnen von Promotion und Habilitation abhalten könnte. Das formal Mögliche musste „nur" noch real ergriffen werden. Das ist natürlich viel schwerer, als die formalen und infrastrukturellen Voraussetzungen zur Kenntnis zu nehmen. Allerdings setzte eine Wanderung von akademischen AbsolventInnen aus den Niederlanden und anderen Ländern mit längerer therapeutischer Tradition nach Halle ein, obwohl manche Niederländer, wie sie erzählten, Halle zunächst ziemlich nahe am Ural vermuteten.

Theorie der Physio- und Ergotherapie sowie der Logopädie

Ein Studiengang, auch ein Promotionsstudiengang, profitiert mindestens von einer, ja verlangt sogar nach einer empirisch gesättigten Theorie seines

Gegenstands. Das trifft insbesondere zu, wenn sich ein Promotionsstudiengang explizit an Angehörige eines Berufs wendet und BewerberInnen, die nicht in einem Gesundheitsberuf arbeiteten, gar nicht zulässt. Um keine Missverständnisse aufkommen zu lassen: Selbstverständlich kann man zu jedem Fach wissenschaftliche Beiträge leisten, großartige Erfindungen und Entdeckungen machen und ganz neue Strategien entwickeln, ohne das Fach oder überhaupt jemals studiert zu haben. Jeder Autodidakt beweist das. Aber es ist Autodidakten weder verboten noch unmöglich, großartige wissenschaftliche Beiträge zu leisten – und manche tun es auch. Doch kein Autodidakt darf sich Physiotherapeutin oder Ärztin nennen. Diese Berufsbezeichnungen und Berufserlaubnisse setzen staatliche Examinierungen voraus.

Eine Theorie der Physiotherapie, der Ergotherapie, der Logopädie oder anderer Therapien muss daher die spezifische Aufgabe dieser Berufe erfassen und darf sich nicht auf Teilaspekte beschränken. Daher kann weder die Humanbiologie noch eine Theorie menschlicher Bewegung und Betätigung eine hinreichende Theorie der Physio- oder Ergotherapie sein. Ebenso wenig reicht eine Theorie menschlichen Sprechens und Schluckens usw. für eine Theorie der Logopädie hin. Die Theorie dieser Therapien muss vielmehr das spezifische Verhältnis zwischen Therapeutin und ihrer je einzigartigen Klientin zur Anschauung bringen und begreifen können. Von vielen Ärztin/Arzt-PatientInnen-Beziehungen unterscheidet sich dieses Verhältnis bereits durch eine leiblich engere und vor allem längere Kommunikation. Wenn eine Therapeutin nur acht zwanzigminütige Therapien mit ihrer wachen Klientin durchführt, sind die beiden regelmäßig länger zusammen als viele ÄrztInnen mit ihren wachen PatientInnen in einem ganzen Jahr. Eine Therapeutin behandelt keine Körper ohne Seele und auch keine Seelen ohne Körper – wie ursprünglich die „Psychologie".

In diesem therapeutischen Verhältnis sind von der Klientin, unterstützt durch ihre Therapeutin, weitgehende Therapieentscheidungen unter Zukunftssicherheit und Handlungsdruck zu treffen. Diese Entscheidung ist auch in Ländern, in denen TherapeutInnen kein Indikationsrecht haben, keineswegs durch das ärztliche Rezept erledigt. Denn bereits ihre Durchführungsverantwortung verlangt von der Therapeutin die Prüfung der Angemessenheit einer Therapie. Zur Vorbereitung dieser Entscheidung muss eine Therapeutin jederzeit ihrer individuellen Klientin alle Therapieerfahrungen der Welt auf dem aktuellen Stand durchsichtig machen können, also sich in der einzelfallbezogenen Ermittlung externer Evidence auskennen. Das reicht aber keineswegs. Vielmehr muss eine Therapeutin sich ihrer Klientin zur Verfügung stellen können, damit die Klientin ihre eigenen Ziele und Ressourcen selbstbestimmter Teilhabe am Leben mit den Optionen abwägen und für sich klären, also interne Evidence aufbauen kann. Die interne Evidence hat eine Klientin, zumal in der Krise einer Krankheit, keineswegs immer schon parat. Auch die Therapeutin kennt die interne Evidence nicht, bevor die Klientin sie im Abgleich mit den Optionen aufgebaut hat. Jede Therapie bedarf aber des Aufbaus interner Evidence, da die Therapeutin ja nicht die Gesundheit der Organe gegen die Person der Patientin durchzusetzen beauftragt ist. Vielmehr sind es die individuell selbstbestimmten Teilhabeziele, die eine Therapeutin zu unterstützen hat. Eine Therapeutin ist keine Vertreterin der Gesundheit, sondern der Patientin mit ihren individuellen selbstbestimmten Teilhabeinteressen. Deswegen trug die Graduiertenschule und trägt der spätere Promotionsstudiengang ihr bzw. sein Thema im Titel: „Partizipation als Ziel von Pflege und Therapie" (vgl. Behrens 2002; Behrens/Weber/Schulz 2012).

Die Internationale Graduiertenakademie Halle (InGrA), der DFG-Sonderforschungsbereich 580 und der Promotionsstudiengang „Partizipation als Ziel von Pflege und Therapie"

Vor etwa zehn Jahren begann der Senat der Universität Halle-Wittenberg, nach internationalem Vorbild in der Internationalen Graduiertenakademie Halle (InGrA) strukturierte Promotionsprogramme und Promotionsstudiengänge als PhD-Programme anzubieten, wobei das Promotionsrecht natürlich weiterhin bei den Fakultäten blieb. Der Werbespruch „Get your PhD in Halle" fand auch Zustimmung bei der DFG. Die PhD-Programme in Graduiertenschulen und Promotionsstudiengänge stellen ein Zusatzangebot der Universität dar. Daneben sind weiterhin die traditionellen individuellen Promotionen außerhalb der strukturierten Programme und Promotionsstudiengänge möglich.

Zunächst in der Medizinischen Fakultät und dann im Senat der Universität stellten wir mit allen Studien- und Prüfungsordnungen den – vom Senat später mit großer Mehrheit beschlossenen – Antrag auf Gründung der

Graduiertenschule „Partizipation als Ziel von Pflege und Therapie" als Teil von InGrA. Mit dem Antrag folgten wir einer Aufforderung der DFG im Sonderforschungsbereich 580. Im sozialwissenschaftlich-interdisziplinären Sonderforschungsbereich 580 hatte seit 2004 ein therapie- und pflegewissenschaftliches Projekt sowohl Therapie als auch Pflege nach Schlaganfall erforscht. Der Leiter dieses Projekts war zugleich als gewählter Sprecher des SFB-Bereichs „Sozialer Sektor" Mitglied des Vorstands des SFB 580. Den Antrag des SFB auf Finanzierung eines eigenen Graduiertenkollegs des SFB 580 hatte die DFG sinngemäß mit dem Hinweis beantwortet, Graduierung sei eine genuine Aufgabe des SFB, und Mittel des SFB könnten dafür verwendet werden. Eines eigenen DFG-Graduiertenkollegs bedürfe es dafür nicht, da es ja schon den SFB gebe. In der Tat hat sich der DFG-SFB 580 mit einem Zuschuss an der Summerschool/Konferenz der Graduiertenschule zum therapie- und pflegewissenschaftlichen Thema „10 Jahre ICF und SGB IX in Deutschland" beteiligt und vor allem einigen promovierenden Physiotherapie- und PflegewissenschaftlerInnen Stellen finanziert.

Die Graduiertenschule – die später ein Promotionsstudiengang wurde – sah Lehre in zwei dreitägigen Summerschools und zwei dreitägigen Winterschools pro Jahr vor, einschließlich der Vermittlung allgemeiner Schlüsselqualifikationen. Eine Anwesenheitspflicht bestand nicht, jedoch die Pflicht, zu den Terminen der Summer- und Winterschools jeweils Fortschrittsberichte der eigenen Dissertation abzuliefern. Da der gewählte Gründungs-Sprecher der Graduiertenschule in früheren Graduiertenkollegs die Erfahrung gemacht hatte, dass solche Hausaufgaben manchmal von der Arbeit an der Dissertation abhalten, waren alle einzureichenden Berichte als Teile der Dissertationsschrift abzufassen. Eine Graduiertenschule soll ja die Promotion erleichtern und sie nicht durch Zusatzaufgaben behindern. Während des dreijährigen Promotionsstudiums (180 ECTS) erwartete und förderte die Graduiertenschule neben der Registrierungs-Publikation vier weitere Publikationen mit der Doktorandin als Erstautorin:

1. einen exakten Aufweis der Lücke in der therapeutischen Weltliteratur, die die Dissertation nötig mache (Literaturübersicht),
2. eine Diskussion der Methoden, wie diese Lücke wohl zu schließen sei (Methodenkapitel),
3. erste Ergebnisse und
4. letzte Ergebnisse und Abschlussdiskussion.

Die Publikationen 1 bis 3 sollten Stellungnahmen aus der Scientific Community hervorlocken, die der Qualität der vierten Publikation und damit der abschließenden Monographie zugute kamen. Diese Erwartung erfüllte sich vielfach. Die Publikationen erfreuten sich international guter Beachtung. Ein in der Zeitschrift „Stroke" veröffentlichter Teil einer physiothrapeutischen Dissertation, selbstverständlich mit dem Doktoranden als Erstautor, wird international viel zitiert (Thieme et al. 2013a). Weitere Teilergebnisse wurden in der viel zitierten Zeitschrift „Clinical Rehabilitation" veröffentlicht (Thieme et al. 2013b). Diese Veröffentlichung gehört auch noch heute, Jahre nach der Publikation, zu den „most read articles". Selbstverständlich wurden und werden in den Halleschen therapiewissenschaftlichen Dissertationen alle Methoden, die auf empirisch gesättigte Theorien zielen, genutzt, sowohl die „qualitativ" als auch die „quantitativ" genannten, und am besten beide zusammen. So wies die Untersuchung der Abbildungen in den in Deutschland meistbenutzten Lehrbüchern der Physiotherapie durch die Doktorandin Engelke-Herrmannsfeldt deren manifest frauenfeindlichen Charakter nach (wenigstens in den Augen des Doktorvaters).

Neben diesem Lehr- und Beratungsangebot der Graduiertenschule bot auch InGrA als Dacheinrichtung allgemeine Lehr- und Beratungsveranstaltungen an, insbesondere zu Schlüsselqualifikationen. In ihnen trafen sich die DoktorandInnen aller Fächer und Länder. Die Internationale Graduiertenakademie Halle wurde bei ihrer Gründung von einem vierköpfigen Direktorium geleitet, dem außer der Prorektorin für Forschung (als Vorsitzender) eine Literaturwissenschaftlerin, ein Jurist und ein Therapie- und Pflegewissenschaftler angehörten. Sie wurden von einem Geschäftsführer unterstützt.

In der Graduiertenschule „Partizipation als Ziel von Pflege und Therapie" studierten laufend etwa 70 Therapie- und PflegewissenschaftlerInnen, die Plätze der erfolgreich Promovierten wurden schnell von neuen DoktorandInnen besetzt. Sie müssen über Bachelor, Master und einen Abschluss in einem Gesundheitsberuf verfügen.

Im Rückblick auf die ersten Jahre scheint dem Gründungssprecher der Erfolg des Promotionsstudiengangs weniger auf die gute Lehre und die individuelle Beratung und Betreuung als darauf zurückzugehen, dass die DoktorandInnen sich in den Winter- und Summerschools so kollegial zueinander verhielten. Jede Doktorarbeit wird bekanntlich in Einsamkeit und Freiheit geschrieben. Manchmal wird die Einsamkeit ziemlich groß. In den Summer- und Winterschools sahen die Therapie- und PflegewissenschaftlerInnen hingegen, wie ihre Kolleginnen auch nur mit Wasser kochten und dieselben methodischen, inhaltlichen, organisatorischen und Motivationsprobleme offen ansprachen und zu bewältigen hatten wie sie selber. Auf den „Uni-Bluff" verzichteten alle. Das half. Wenn heute die internationale Community der TherapiewissenschaftlerInnen mit großem Interesse die Arbeiten ihrer deutschen KollegInnen zur Kenntnis nimmt und keineswegs den Eindruck hat, Deutschland sei therapiewissenschaftlich ein Entwicklungsland, dann ist das der Kollegialität und dem Einsatz dieser DoktorandInnen geschuldet (siehe die abgeschlossenen Dissertationen am Ende dieses Artikels).

Nicht nur aus dem Halleschen Studiengang, sondern auch aus niederländischen, skandinavischen, Schweizer, amerikanischen und australischen Studiengängen sowie deutschen Fachhochschulstudiengängen traten TherapiewissenschaftlerInnen dem Promotionsstudiengang bei. Einer von ihnen hat einen kurzen Erfahrungsbericht verfasst – siehe den nächsten Beitrag.

Finanzierung und professorale Unterstützung

Ein solcher Überblick darf natürlich nicht aufhören, bevor über die Finanzierung des Promotionsstudiengangs gesprochen wurde – sowohl die der Lehrenden als auch die der Promovierenden.

Was die Lehrenden angeht, so sind bisher alle Anträge gescheitert, die Lehre im Promotionsstudiengang ebenso auf das Lehrdeputat anzurechnen wie die Lehre im Bachelor und im Master. Faktisch ist die Lehre im Promotionsstudiengang unentgeltlich und zusätzlich, also gewissermaßen ehrenamtliches bürgerschaftliches Engagement. Keine Professorin, die sich hier nicht engagiert, verletzt Dienstpflichten. Generell ist keine Professorin verpflichtet, sich der äußerst zeitraubenden Arbeit der Betreuung von DoktorandInnen zu widmen. Manche ProfessorInnen halten sich hier in der Tat etwas zurück. Man kann zwar sagen, wer sich bei der Zahl der gegenwärtigen Promotionschancen auf eine Professur in den Therapie- und Pflegewissenschaften bewirbt, der verpflichtet sich moralisch, nach Kräften DoktorandInnen zu betreuen. Aber dies ist ein rein moralisches Argument ohne jede rechtliche Relevanz. Besser sieht die Finanzierung der DoktorandInnen aus. Sie ist ausgesprochen vielgestaltig. Die Studienstiftung des deutschen Volkes und die anderen sogenannten Hochbegabtenstiftungen haben fast jede Bewerberin, die die Mühe der Bewerbung auf sich nahm und die notwendigen Gutachten bekam, gefördert – jedoch selten beim ersten Mal. In der Regel sind hier mehrere Bewerbungen bei verschiedenen Studienstiftungen nötig (besser nacheinander als gleichzeitig, Stiftungen sollen angeblich Bewerbernamen austauschen).

Allerdings zogen die meisten therapie- und pflegewissenschaftlichen DoktorandInnen eine sozialversicherungspflichtige Stelle einem Stipendium vor. Diese Vorliebe unterscheidet sich deutlich von den Gebräuchen in den angelsächsischen und skandinavischen Ländern. Ein Gehalt ist zweifellos oft höher als ein Stipendium, nicht wenige DoktorandInnen haben eine Familie zu ernähren. Auch die Rechte, die eine Stelle gegenüber Sozialkassen und Arbeitgebern vermittelt, wurden häufig als relevante Entscheidungsgründe für eine Stelle und gegen ein Stipendium angesehen. Aber fast jede Stelle ist mit einem Zeitaufwand verbunden, den man gut für die eigne Doktorarbeit gebrauchen könnte. Auf alle Fälle fallen für den Promotionsstudiengang – was insbesondere BewerberInnen aus dem Ausland immer wieder äußerst erstaunt – keine hohen Studiengebühren an wie an fast allen ausländischen und vielen deutschsprachigen privaten Universitäten. Viele Physio- und ErgotherapeutInnen haben bereits vor Jahren an den Physio- und Ergotherapieschulen das Vielfache dessen an Schulgebühren bezahlt, was sie jetzt für ihren Promotionsstudiengang in Halle-Wittenberg bezahlen.

Das Spektrum der erfolgreichen Promotionen im Promotionsstudiengang „Partizipation als Ziel von Pflege und Therapie"

- Brils, Henricus Johannes Maria: Prävalenz von lumbalen Rückenschmerzen und Positivität zweier Ventralisierungstests der Wirbelsäule bei Physiotherapeuten.
- Engelke-Hermannsfeld, Anga: Die Bedeutung der körperlichen und leiblichen Selbstwahrnehmung für die physiotherapeutische Praxis und Ausbildung.
- Thieme, Holm: Die Spiegeltherapie zur Steigerung der motorischen Funktionen nach Schlaganfall.

- Wolf, Udo: Die Beschreibung der Bewegungsqualität von Gesunden und Patienten mit Nackenschmerzen im Rahmen der partizipationsbezogenen physiotherapeutischen Diagnostik

Zwei Thesen und zwei Forderungen

1. These: Es ist mehr vorhanden als gedacht: Seit 15 Jahren können in Deutschland TherapeutInnen, LogopädInnen und Hebammen in ihrem jeweiligen Kernfach promovieren (und dann auch habilitieren) – nämlich auch in Promotionskollegs bzw. einem Promotionsstudiengang. Sie brauchen somit nicht auf sogenannte Bezugsfächer auszuweichen. Seit mindestens 25 Jahren betreuen auch ProfessorInnen an Fachhochschulen, soweit sie sich durch eine Habilitation zu PrivatdozentInnen und Privatdozenten qualifizierten, Promotionen. Stipendien für Promovierende in den Therapie- und Pflegewissenschaften stehen schon heute genauso zur Verfügung wie in anderen Fächern.

1. Forderung: Was möglich ist, sollte auch genutzt werden. Um den Bedarf zu decken, müssen mehr entsprechende Promotions- und Habilitationsordnungen sowie therapie- und pflegewissenschaftliche Institute und Promotionskollegs an noch mehr Fakultäten vorhanden sein.

2. These: „Health Universities“ und „Gesundheitscampus“, in denen alle Gesundheitsberufe im multiprofessionellen therapeutischen Team Verantwortung für eine nicht-diskriminierende und kaufkraftunabhängige ambulante und stationäre Versorgung einer Region übernehmen, gemeinsam forschen, lehren, studieren, promovieren und praktizieren, entsprechen zwar der Programmatik Medizinischer Fakultäten und Universitätsmedizinen in Deutschland. Sie sind aber vielerorts nur „in nuce“ und lokal sehr unterschiedlich ausgebildet und überall entwicklungsbedürftig. Vielfach werden Gesundheitsberufe noch getrennt voneinander ausgebildet. Viele Ausbildungsstätten tragen keine direkte Verantwortung für die regionale Versorgungspraxis.

2. Forderung: Die in den Fakultäten vorhandenen Kerne von Health Universities und Gesundheitscampus sind auszubauen und in ihnen therapie- und pflegewissenschaftliche Institute und Promotionskollegs anzusiedeln. In der regionalen Versorgung ist dabei der Fokus besonders auf Maßnahmen gegen die soziale Ungleichheit und für die Ermöglichung selbstbestimmter Teilhabe zu legen.

Literatur

Behrens J, 2002 Inklusion durch Anerkennung. Chronische Krankheit, das Veralten der Indikatoren sozialer Ungleichheit und die Herausforderungen an die Pflege und anderer Gesundheitsberufe in: Österreichische Zeitschrift für Soziologie Heft 4/2002, 27. Jg. Westdeutscher Verlag: 23–41.

Behrens J, Weber A, Schubert M (Hrsg.) 2012: Von der fürsorglichen Bevormundung über die organisierte Unverantwortlichkeit zur professionsgestützten selbstbestimmten Teilhabe? Gesundheits- und Sozialpolitik nach 1989. Verlag Barbara Budrich, Opladen, Berlin & Toronto.

Thieme H, Mehrholz J, Pohl M, Behrens J, Dohle C. Mirror therapy for improving motor function after stroke. Stroke. 2013a;44(1):e1-2.

Thieme H, Bayn M, Zange C, Wurg M, Pohl M, Behrens J. Mirror therapy for patients with severe arm paresis after stroke – A randomized controlled trial. Clinical Rehabilitation 2013b;27(4):314-24.

„Gemeinsam geht es besser" – persönliche Eindrücke von der Promotion in der Internationalen Graduiertenakademie Halle (InGrA) und im Promotionsstudiengang

Holm Thieme

Nach absolviertem Bachelor- und Masterstudiengang der Ergotherapie, Logopädie und Physiotherapie (ELP) an der HAWK-Hochschule Hildesheim/ Holzminden/Göttingen und der dort zunehmend gereiften Begeisterung für wissenschaftliches Arbeiten und Forschung begann für mich 2009 die intensive Auseinandersetzung mit dem Gedanken an eine Promotion und einem möglichen Promotionsthema. Ein für mich spannendes und ansprechendes Thema war schnell gefunden, nur die Betreuung durch eine Doktormutter oder einen Doktorvater an einer deutschen Universität stellte sich als schwierig dar. Vorbilder gab es wenig. Nach einigen erfolglosen Versuchen und Bewerbungen lernte ich durch einen persönlichen Kontakt Prof. Johann Behrens kennen, der nach einem intensiven Austausch der Betreuung meiner Promotion an der Universität Halle zustimmte, wofür ich ihm als „Externer" auch heute noch sehr dankbar bin, ist das „Amt" des Doktorvaters doch eher ein „Ehrenamt" und sein Engagement daher nicht selbstverständlich. Durch die dort seit vielen Jahren etablierten Studiengänge und bereits absolvierten Promotionen, vor allem im Bereich der Pflegewissenschaften, war der Einstieg in die Promotion sowohl für mich als Therapiewissenschaftler als auch vermutlich für die Betreuenden keine unüberwindbare Hürde, wie ich dies an anderen Universitäten und deren Fakultäten erfahren musste. Die Formalitäten waren zügig geregelt, und zu Beginn der Promotionszeit erfolgte der Übergang in den Promotionsstudiengang. Anfangs war meine Begeisterung hierüber eher gedämpft, überwog doch die Befürchtung erheblichen Mehraufwandes, und das neben der eigentlichen Forschungstätigkeit, dem Verfassen der Dissertation und damit zusammenhängender Publikationen, der beruflichen Tätigkeit und der Kindererziehung. Im Rückblick stellte sich dieser Mehraufwand jedoch als eher förderlich anstatt als Barriere während der Promotion dar. Die Betreuung durch meinen Doktorvater war geprägt durch einen kollegialen und kritisch reflektierenden Austausch, überaus hilfreich und bedeutsam, um spezifische Besonderheiten der Promotion, beim Verfassen der Dissertation und nicht zuletzt der Disputation zu durchdringen und Fallstricke zu vermeiden, und fortwährende wie fordernde Motivation. Schlüsselqualifikationen konnte ich durch erbrachte externe Leistungen wie Publikationen, Lehr- und Forschungstätigkeiten teilweise nachweisen. Insbesondere der Austausch mit meinen MitstreiterInnen während der Promotion half, die Motivation aufrechtzuerhalten, die fachliche und methodische Strukturierung zu fördern und wichtige Hinweise während der ansonsten sehr selbstständigen, manchmal einsamen Arbeit zu bekommen. Die regelmäßigen Summer- und Winterschools und der damit verbundene Zwang der Aufbereitung von Zwischenergebnissen in Form von Vorträgen und Publikationen förderten die Strukturierung während der Forschungsarbeit und motivierten nicht zuletzt durch den Rückblick auf das schon Geschaffte. So entstanden schon während der Promotionszeit Publikationen in nationalen und internationalen Fachzeitschriften. Nach dieser Vorbereitung war das Verfassen der Dissertation und der dafür notwendigen Publikationen sowie die Disputation eine weitaus kleinere Hürde, als ich vorher angenommen hatte. Besonders motivierend war auch hier die Ermutigung zur Publikation in angesehenen internationalen Zeitschriften wie der Cochrane Library, Stroke oder Clinical Rehabilitation. Diese Publikationen hallen bis heute nach, die Einladung zu nationalen und internationalen Kongressen und ebenso zur Tätigkeit als Fachgutachter renommierter Zeitschriften kann nicht zuletzt hierauf zurückgeführt werden. Einen krönenden Abschluss, zumindest nachdem die eigentlichen Pflichten der Dissertation und Disputation absolviert waren, erfuhr die Arbeit durch eine Auszeichnung mit einem Preis für rehabilitationswissenschaftliche Forschung. Im Rückblick empfand ich die Teilnahme am Promotionsstudiengang als überaus gelungenen und optimalen Promotionsweg, der sich insbesondere durch kollegialen Austausch zwischen den PromovendInnen, kompetente Begleitung durch die Betreuenden und regelmäßige selbstreflektierende Zwischenbilanzen der eigenen Arbeit auszeichnete. Eine Promotion eröffnet natürlich ein weites Feld an Entwicklungsmöglichkeiten, sei es die Habilitation, eine Professur oder Forschungstätigkeit. Unabhängig davon, welche persönliche Entscheidung die Promovierte für ihren weiteren beruflichen Werdegang trifft, die Promotion ist nicht nur formaler Grundstein, sondern bereitet auf fachlicher und methodischer, aber vor allem auf sozialer Ebene hierauf vor. Zumindest kann ich dies für meine Promotion in Halle so schlussfolgern.

„Nah dran“ – die Promotion als Physiotherapeutin an einer Medizinischen Fakultät

Minettchen Herchenröder

Eine Diplom-Physiotherapeutin (FH) kann als wissenschaftliche Mitarbeiterin oder, wie im Folgenden geschildert, als externe Promovendin an einer Medizinischen Hochschule promovieren. Diese Möglichkeit ist ein Meilenstein im Rahmen des Akademisierungsprozesses in der Physiotherapie, da in der Vergangenheit das Promovieren nur in den Bezugswissenschaften – nicht aber in der für Physiotherapeuten naheliegenden Ursprungsdisziplin Medizin – möglich war.

Als externe Promovendin muss man sich entscheiden, in welchem medizinischen Spezialfach die Promotion erfolgen soll. In diesem Zusammenhang ist es sinnvoll, sich im Vorfeld zu hinterfragen, in welchem medizinischen Bereich (Neurologie, Chirurgie, Orthopädie, Innere Medizin etc.) der eigene Schwerpunkt und das Interesse liegen. Diese kritische Auseinandersetzung ist von elementarer Bedeutung, da sich die Promovendin im Rahmen der Doktorarbeit über einen mehrjährigen Zeitraum berufsbegleitend intensiv mit der gewählten Thematik auseinandersetzt. Fehlt diese inhaltliche Auseinandersetzung, wird die Promotion zur Tortur oder im schlimmsten Fall gar nicht beendet.

Die folgende Erfahrung bezieht sich konkret auf die Erfahrung im Promotionsverfahren von 2009-2013 an der Medizinischen Hochschule Hannover.

Eine große Herausforderung stellt im nächsten Schritt das Finden eines betreuenden Professors als Doktorvater/-mutter dar, denn Professoren besitzen für diese Mehrarbeit im Rahmen ihres Belastungsprofils kaum Ressourcen. (Es ist ihre Aufgabe, als Universitätsprofessor auch zu promovieren, allerdings ist die Auseinandersetzung mit den PTs eine neue Herausforderung.) In diesem Zusammenhang gibt es die Möglichkeit, mit einem fertigen Exposee auf einen Professor zuzugehen. Bei mir war es so, dass ein Professor der Promovendin einen konkreten Themenvorschlag unterbreitete. Dieser konkrete Themenvorschlag kam aus der chirurgischen Abteilung der Medizinischen Hochschule, stellte einen Schwerpunkt in der therapeutischen Arbeit der Promovendin dar und war zudem ein rein physiotherapeutisches Thema. Aus beruflichen Gründen hatte die Promovendin mit dem Professor zu tun. Ich stellte dem Professor die Frage, ob es die Möglichkeit gibt, als Diplom-Physiotherapeutin bei ihm zu promovieren.

Anschließend muss die Zulassungsvoraussetzung für eine Promotion als FH-StudentIn an einer Medizinischen Hochschule geprüft werden. Zum Erlangen des Doktortitels der Humanbiologie (Dr. rer. biol. hum.) an der Medizinischen Hochschule Hannover muss ein wissenschaftliches Studium in der Regel mit dem Abschluss Diplom oder Master außerhalb der Medizin erfolgreich abgeschlossen worden sein. Darüber hinaus müssen das akademische Abschlusszeugnis der Diplom-PhysiotherapeuIn, das Thema und die Zielsetzung der geplanten Untersuchung der Promotion eingereicht werden. Zusätzlich war ein Befürwortungsschreiben des Doktorvaters/der Doktormutter sowie des Chefarztes der chirurgischen Abteilung beizulegen. Anschließend werden diese Unterlagen beim Präsidenten/bei der Präsidentin der Hochschule vorgelegt und die Zulassungsvoraussetzungen überprüft. Danach werden die Unterlagen beim Senat der Medizinischen Hochschule eingereicht und ein weiteres Mal auf deren Zulassung geprüft. In diesem Zusammenhang ist wichtig zu erwähnen, dass die Zulassungsvoraussetzungen wie auch die Promotionsordnungen an jeder Medizinischen Hochschule von Doktortitel zu Doktortitel variieren.

Eine kontinuierliche Betreuung durch den Doktorvater/die Doktormutter ist für ein gutes Gelingen der Phase der Erstellung der Dissertation von großer Bedeutung. Aufgrund der hohen Arbeitsbelastungen von betreuenden ProfessorInnen gestaltete sich eine kontinuierliche Betreuung als sehr problematisch, sodass die Arbeit des Promovenden in Verzug kam. In diesem konkreten Fall wurden Terminabsprachen häufig nicht eingehalten oder das Papier lag zu lange beim Doktorvater.

Zum Tragen der Erlaubnis als Dr. rer. biol. hum. an der Medizinischen Hochschule Hannover mussten nach der alten Promotionsordnung folgende Unterlagen beim Promotionsbüro eingereicht werden:

- vier Exemplare der Dissertation,
- ein Lebenslauf,
- ein amtliches Führungszeugnis,

- ein Zeugnis über den Abschluss eines wissenschaftlichen Studiums,
- eine Erklärung über die selbstständige Anfertigung der Dissertation,
- ein Votum informativum des Doktorvaters/der Doktormutter sowie die namentliche Nennung der drei GutachterInnen.

Bei der Wahl der GutachterInnen ist in der alten Promotionsordnung festgelegt, dass zwei GutachterInnen einer anderen Abteilung der gewählten Medizinischen Fakultät sowie einer/eine einer anderen Hochschule angehören müssen. Das Promotionsgesuch wird anschließend schriftlich beim Präsidenten der Medizinischen Hochschule Hannover und bei der Promotionskommission eingereicht. Nach dem Eingang des Promotionsgesuches wird die Zulassung der Promotion erneut überprüft. Im Anschluss wird die Publikation an die drei unabhängigen GutachterInnen zur Benotung geschickt, die von einem Gutachten begleitet wird. Die erstellten Gutachten werden bei der Promotionskommission eingereicht und vom Senat bestätigt. Die Dissertation gilt als angenommen, wenn alle GutachterInnen die Arbeit mit mindestens „genügend" bewertet haben.

Ist die Dissertation von der Promotionskommission angenommen, bestimmt der Präsident oder die Präsidentin zeitnah den Termin der mündlichen Prüfung. Dieser wird innerhalb der Institution – hier der Medizinischen Hochschule – öffentlich bekannt gegeben und ist hochschulöffentlich. Der Prüfungsausschuss wird vom Senat bestellt, und die Disputation/Verteidigung findet vor den drei GutachterInnen und der Prüfungsvorsitzenden statt. Das Kolloquium (Gespräch) zur Dissertation dauert mindestens 30 Minuten, alle GutachterInnen wie auch der Prüfungsvorsitzende dürfen kritische Fragen zur Arbeit stellen. Direkt im Anschluss an die Disputation erfährt die Promovendin durch die Vorsitzende die Note ihrer schriftlichen Dissertation und die Note der mündlichen Prüfung. Die Gesamtnote ergibt sich aus dem arithmetischen Mittel.

Nach der mündlichen Prüfung ist die Doktorandin verpflichtet, die Dissertation der wissenschaftlich interessierten Fachöffentlichkeit zugänglich zu machen. Die Promotionsarbeit wird an der Hochschule elektronisch veröffentlicht, sodass die Möglichkeit der Einsicht für die Scientific Community gegeben ist.

Auf der Promotionsfeier, die zweimal im Jahr (Frühjahr/Herbst) stattfindet, wird dem Promovenden die Promotionsurkunde durch die Präsidentin/

den Präsidenten der Medizinischen Hochschule verliehen. Erst im Anschluss daran hat die Promovendin das Recht, den Doktorgrad zu führen.

Die Würdigung und den Dank bei der interdisziplinären Arbeit zur Promotion erhielt ich vom Institut für Werkstoffkunde, Leibniz-Universität Hannover, und dem Institut für Mikroelektronische Systeme, Leibniz-Universität Hannover, sowie vom Doktorvater. Die Beteiligung und Unterstützung durch Freunde und Partner war unerlässlich.

Als Fazit halte ich fest: Eine externe berufsbegleitende Promotion an einer Medizinischen Fakultät als PhysiotherapeutIn braucht

- eine klare zielorientierte Strukturierung des Lebensalltages,
- organisatorisches Talent,
- Geduld und viel Selbstdisziplin.

Abschließend ist zu sagen, dass trotz der genannten Schwierigkeiten und Herausforderungen die Promotion viel Spaß bereitet hat.

Thesen

1. Es gibt keine verlässlichen Karrierepfade von promovierten TherapeutInnen in Deutschland.
2. Um Promotionen für PhysiotherapeutInnen zukünftig zu fördern, muss es bereits im Studium die Möglichkeit der Primärqualifikation an Universitäten geben.

Forderungen

1. Es braucht eine flächendeckende Infrastruktur (z. B. wissenschaftliche Mitarbeiterstellen, aber auch Professuren) auch im Kontext von Universität, welche nicht nur MedizinnerInnen, sondern auch studierenden TherapeutInnen hilft, bedarfsgerecht auf Veränderungen der Gesellschaft zu reagieren, d. h. insbesondere im Versorgungsforschungsbereich gilt es stärker auf diese neue Gruppe zu fokussieren (z. B. mit Ausschreibungsspezifizierungen in Forschungsanträgen).
2. Schaffung von zusätzlichen Postdoc-Stellen an Universitäten und Hochschulen für promovierte (Physio-)TherapeutInnen.

„Über Stock und Stein" – Wege zur Promotion für Gesundheitsberufe in der Schweiz

Thomas Bucher, Markus Melloh, Peter C. Meyer

Die Wege zur Promotion sind für Angehörige von Gesundheitsberufen[1] auch in der Schweiz holprig und kurvenreich und unterscheiden sich nur wenig von denjenigen in unserem nördlichen Nachbarland. Die Hürden sind aber nicht unüberwindbar wie die anderen Beiträge in diesem Band zeigen. Dieser Beitrag konzentriert sich auf das Thema Promotionsrecht für Fachhochschulen in der Schweiz auf politischer Ebene und schlägt den Bogen zur Realität am Departement Gesundheit der Zürcher Hochschule für Angewandte Wissenschaften (ZHAW). Es ist einiges in Bewegung, um die Wege begehbarer zu machen, nur Ziele und Strategien sind noch nicht ganz klar.

Die Rahmenbedingungen für die Gesundheitsberufe in der Schweiz unterscheiden sich grundlegend von denjenigen in Deutschland, weshalb der erste Abschnitt dieses Beitrags auf die rechtliche und bildungspolitische Positionierung der Fachhochschulen in der Schweiz eingeht, an welchen die Gesundheitsberufe ausgebildet werden. Der zweite Teil berichtet über die politischen Diskussionen zur Förderung des wissenschaftlichen Nachwuchses in der Schweiz mit dem Fokus auf den dritten Bologna-Zyklus (Promotion) an Fachhochschulen. Im dritten Teil wird die Position der Fachhochschulen in der Schweiz dargestellt mit dem Schwerpunkt auf der Begründung für den dritten Bologna-Zyklus an Fachhochschulen. Der letzte Abschnitt zeigt die Position der ZHAW auf, berichtet über die Erfahrungen mit Promotionen am Departement Gesundheit und schließt mit einem kurzen Ausblick.

1 Mit Gesundheitsberufen sind in diesem Beitrag die Professionen gemeint, die derzeit in der deutschsprachigen Schweiz an Fachhochschulen ausgebildet werden. Dies sind: Ergotherapie, Ernährungsberatung und Diätetik, Hebamme, Pflege und Physiotherapie; vgl. auch Meyer & Sottas, 2015.

Universitäre Hochschulen und Fachhochschulen

In der Schweiz wird unterschieden zwischen drei Hochschultypen: Universitäre Hochschulen (UH), Pädagogische Hochschulen (PH)[2] und Fachhochschulen (FH). Diese drei Hochschultypen hatten bis Dezember 2014 je eigene gesetzliche Grundlagen und eigene politische Organe. Sie vertraten ihre Interessen gegenüber dem Gesetzgeber und den Behörden in je eigenen Rektorenkonferenzen, die Fachhochschulen z. B. in der Rektorenkonferenz der Fachhochschulen KFH.

Im Januar 2015 trat das neue Hochschulförderungs- und Koordinationsgesetz (HFKG) in Kraft, das Universitäten und Fachhochschulen in einem Gesetz regelt und u.a. folgende Ziele verfolgt (vgl. HFKG, Art. 3):

a. Schaffung günstiger Rahmenbedingungen für eine Lehre und Forschung von hoher Qualität;
b. Schaffung eines Hochschulraums mit gleichwertigen, aber andersartigen Hochschultypen;
c. Förderung der Profilbildung der Hochschulen und des Wettbewerbs, insbesondere im Forschungsbereich;
d. Durchlässigkeit und Mobilität zwischen den Hochschulen;
e. Vereinheitlichung der Studienstrukturen, der Studienstufen und ihrer Übergänge sowie gegenseitige Anerkennung der Abschlüsse.

Die Schweizerische Hochschulkonferenz SHK ist seither das oberste Hochschulpolitische Organ und hat die Aufgabe, für die Koordination im schweizerischen Hochschulwesen zu sorgen (www.shk.ch). In der Plenarversammlung der SHK sind die geldgebenden Kantone vertreten, im Hochschulrat diejenigen Kantone, die über eine Hochschule verfügen. Dem Hochschulrat obliegen unter anderem die Vorschriften zu den Studienstufen und deren Übergänge; auch hat er die Kompetenz, die Merkmale der Hochschultypen festzulegen.

Die Hochschulen haben sich neu in einer gemeinsamen Rektorenkonferenz „Swiss Universities" zusammengeschlossen. „Swiss Universities" vertritt

2 Auf die Pädagogischen Hochschulen wird im Weiteren nicht eingegangen, da sie für das Thema dieses Beitrags nicht relevant sind.

ihre Interessen gegenüber der Schweizerischen Hochschulkonferenz und tritt als nationale Stimme des Hochschulraums Schweiz auf. Universitäten, Pädagogische Hochschulen und Fachhochschulen haben dort je eine eigene Kammer, die ihre hochschulspezifischen Aufgaben erfüllt (www.swissuniversities.ch).

Zur Entstehung der Fachhochschulen

Fachhochschulen wurden in den 1990er Jahren mit dem Ziel ins Leben gerufen, auch im Berufsbildungssystem den Anschluss an eine Hochschule zu ermöglichen, gemäß dem Motto „Kein (Bildungs-)Abschluss ohne Anschluss". Bis dahin war ein Hochschulabschluss nur an Universitäten möglich, wofür eine gymnasiale Matur (Abitur) Voraussetzung war (BBT, 2009). Die Fachhochschulen sind den universitären Hochschulen „gleichwertig", haben aber einen andersartigen Leistungsauftrag. Fachhochschulen bereiten durch praxisorientierte Diplomstudien auf berufliche Tätigkeiten vor, welche die Anwendung wissenschaftlicher Erkenntnisse und Methoden erfordern. Ihr gesetzlicher Leistungsauftrag verpflichtet sie auch zu anwendungsorientierter Forschungs- und Entwicklungsarbeit, um den Transfer von der Wissenschaft in die Praxis sicherzustellen. Damit sollen sie neue Impulse für Innovationen in Wirtschaft, Gesellschaft und Kultur liefern. Im Gegensatz zu Universitäten sind sie in Lehre und Forschung stärker praxisorientiert und müssen die Berufsqualifizierung bereits auf der Bachelorstufe vermitteln. Das Verhältnis zwischen beruflicher Orientierung und wissenschaftlicher Selektion ist also anders als an Universitäten, die mehr Grundlagenforschung betreiben (SBFI, 2014, S. 21).

In den 1990er Jahren wurden über 50 höhere Fachschulen für Technik, Wirtschaft und Design zu sieben Fachhochschulen zusammengeschlossen. Im Zuge der Teilrevision des Fachhochschulgesetzes wurden 2005 die Bereiche Gesundheit, Soziale Arbeit und Kunst in das neue Fachhochschulsystem integriert (BBT, 2004). Damit wurde die Ausbildung der Gesundheitsberufe neu auf der Stufe von Fachhochschulen verankert.

Ausgangslage für Gesundheitsberufe

Diese gesetzlichen Rahmenbedingungen schaffen für die Gesundheitsberufe in der Schweiz eine ganz andere Ausgangslage, als dies in Deutschland der Fall ist. Seit 2005 erfolgt die Ausbildung für Ergotherapie, Ernährungsberatung und Diätetik, Hebammen sowie Physiotherapie ausschließlich an Fachhochschulen und wird mit dem Titel Bachelor of Science abgeschlossen[3]. Auch für die Pflege gibt es Bachelorstudiengänge an Fachhochschulen, parallel existieren jedoch weiterhin verschiedene Ausbildungen, die mit einem Berufsbildungs-Diplom abgeschlossen werden. Bei den Pflegenden in der deutschsprachigen Schweiz wird ein Anteil von 5–10 % mit Fachhochschul-Abschluss angestrebt (GDK, 2004). Konsekutive Masterstudiengänge (MSc) gibt es inzwischen für die Ergotherapie, Physiotherapie sowie die Pflege. Für Ernährungsberatung und Diätetik sowie die Hebammen gibt es Bestrebungen, Masterstudiengänge zu etablieren. Eine Promotion (dritte Stufe des Bologna-Zyklus) war im damaligen Fachhochschulgesetz nicht vorgesehen. Damit steht in der deutschsprachigen Schweiz lediglich für Pflegende eine Tür zur Promotion offen: Am Institut für Pflegewissenschaft der Universität Basel (INS) können qualifizierte AbsolventInnen eines Masterstudiums in Pflegewissenschaft ein Doktoratsstudium aufnehmen. Dieses ist organisatorisch in die Strukturen der Medizinischen Fakultät der Universität Basel eingebunden, die für ein bestandenes Doktoratsstudium den Titel „Dr. sc. med. Pflegewissenschaft" verleiht.

Das Fehlen des dritten Bologna-Zyklus für Fachhochschulen wurde daher bald Thema der damaligen Rektorenkonferenz der Fachhochschulen.

Die Politik zur Förderung des wissenschaftlichen Nachwuchses

Im Mai 2012 erteilte die parlamentarische Kommission für Wissenschaft, Bildung und Kultur dem Bundesrat den Auftrag, einen Bericht zur Förderung des wissenschaftlichen Nachwuchses an Schweizer Hochschulen zu erstellen, der auch Vorschläge zur Verbesserung der Förderung des akademi-

3 In der Französisch sprechenden Schweiz ist die Situation wiederum anders: dort erfolgt die Ausbildung für medizinisch technische Radiologie ebenfalls an der Fachhochschule, und die Pflegeausbildung schließt ausschließlich mit einem FH-Bachelor ab.

schen Nachwuchses enthält. Der Bericht wurde vom zuständigen Sekretariat für Bildung, Forschung und Innovation SBFI erstellt und im Mai 2014 präsentiert (SBFI, 2014).

Dieser Bericht stellt in seiner Analyse bezüglich der Promotion an Fachhochschulen u. a. fest:

„Das Doktorat ist – anders als in den meisten Fachgebieten an den universitären Hochschulen – von Gesetzes wegen keine zwingende Voraussetzung für Dozierende an Fachhochschulen. Es hat allerdings mit der Einführung der forschungsbasierten Masterstufe und der Verstärkung der anwendungsorientierten Forschung und Entwicklung als Zusatzqualifikation an Bedeutung gewonnen" (SBFI, 2014, S. 21).

Dieser Gedanke führt jedoch nicht in eine Argumentation zugunsten eines Promotionsrechts für Fachhochschulen. An späterer Stelle heißt es dort, dass es im Zusammenhang mit dem dritten Zyklus zu berücksichtigen gilt, „dass der Nachwuchs von Fachhochschulen in erster Linie für die Wirtschaft und Gesellschaft ausgebildet wird und ein Doktorat keine (zwingende) Voraussetzung ist, um eine Professur an einer Fachhochschule zu übernehmen" (ibid. S.73).

Immerhin wird in den Maßnahmen festgehalten, dass die Verbesserung der Durchlässigkeit zwischen und innerhalb der Hochschultypen im Dienste der akademischen Weiterqualifikation konsequent weitergeprüft und -verfolgt werden muss, nicht zuletzt, um den verfassungsrechtlichen Auftrag nach einem durchlässigen Bildungsraum besser umzusetzen (ibid. S. 74). Zur Promotion an Fachhochschulen heißt es dazu:

„Auch die Durchlässigkeit zum Doktorat an universitären Hochschulen für Masterabsolvierende von Fachhochschulen ist weiter zu verbessern. Exzellenten Fachhochschulabsolvierenden soll deshalb der Weg zum Doktorat grundsätzlich offenstehen. Insbesondere soll dies über das Absolvieren eines Doktoratsprogramms an den Universitäten erfolgen. Vermehrte Kooperationen auf der Ebene des Doktorats (z. B. Graduiertenkolleg) oder Kooperationen bereits auf der Masterstufe – wobei das Fachhochschulprofil berücksichtigt werden muss – tragen des Weiteren zum besseren Doktoratszugang für Fachhochschulabsolventinnen und -absolventen bei. Die Fachhochschulen und die Universitäten sind deshalb angehalten, gemeinsame Lösungen zu entwickeln, wie den Fachhochschulmasterabsolvierenden der Zugang zum

Doktorat an einer Universität erleichtert ermöglicht werden kann“ (ibid. S. 74).

Mit Ausblick auf das neue Hochschulförderungs- und Koordinationsgesetz HFKG hält der Bericht weiter fest:

„Während das heutige Fachhochschulgesetz eine dritte Bildungsstufe nicht vorsieht, regelt das Hochschulförderungs- und -koordinationsgesetz den dritten Zyklus nicht ausdrücklich. Die Kompetenz zur Festlegung der Merkmale der Hochschultypen sowie zum Erlass von Vorschriften über die Studienstufen und die Durchlässigkeit wird beim künftigen Hochschulrat liegen“ (ibid. S. 74).

Deshalb gibt der Bericht keine Empfehlungen bezüglich der Einführung des Promotionsrechts für Fachhochschulen. Abschließend hält der Bericht fest: „Notwendigkeit, Funktion und Formen des dritten Zyklus für Fachhochschulen sind mit Blick auf die Stärkung der Forschungskompetenzen des Nachwuchses an Fachhochschulen zu klären. Das betrifft die Fragen der Durchlässigkeit zu universitären Doktoratsprogrammen, die Erarbeitung maßgeschneiderter Doktoratsprogramme in Zusammenarbeit mit Universitäten und Wirtschaft resp. Gesellschaft und die Ausgestaltung anderer Qualifikationsformen in Zusammenarbeit mit der Wirtschaft und Gesellschaft. Hierzu sind die Fachhochschulen aufgefordert, zuerst Notwendigkeit, Voraussetzungen und Funktion des dritten Zyklus für Fachhochschulen zu analysieren und den hochschulpolitischen Organen von Bund und Kantonen zu unterbreiten. Gestützt auf das HFKG kann die künftige Hochschulkonferenz Programme und Maßnahme von gesamtschweizerischer Bedeutung mit projektgebundenen Beiträgen unterstützen“ (ibid. S. 81). Die Fachhochschulen haben diesen Ball aufgegriffen (vgl. Fachhochschulen engagieren sich …).

Während der Bericht des Bundesrates zur Nachwuchsförderung verfasst wurde, verlangte eine parlamentarische Anfrage an den Bundesrat konkrete Auskunft betreffs der Einführung eines dritten Zyklus an Fachhochschulen (Häberli, 2013). Der Bundesrat beantwortete diese Anfrage damals zurückhaltend bis abweisend mit Verweis auf die Praxisorientierung der Fachhochschulen sowie das neue Hochschulförderungs- und Koordinationsgesetz HFKG:

„Die Hauptaufgabe der FH wird (…) auch unter dem HFKG in der praxisorientierten Ausbildung von Spitzenkräften sowie in der anwendungsorientierten Forschung im Dienste von Wirtschaft und Gesellschaft bestehen. Artikel 3

Buchstabe b HFKG stellt eine Ziel- und Programmnorm dar, aus der sich als solches kein Promotionsrecht der Fachhochschulen ableiten lässt. (...) Die Schweizerische Hochschulkonferenz als oberstes hochschulpolitisches Organ der Schweiz hat gestützt auf Artikel 12 Absatz 3 Buchstabe b HFKG in der Versammlungsform des Hochschulrates die Kompetenz zur Festlegung der Merkmale der einzelnen Hochschultypen. (...) Dazu gehört auch die Frage des dritten Zyklus an FH. (...) Heute führen zahlreiche FH erfolgreiche Kooperationen auf der Master- und Doktoratsstufe mit UH im In- und Ausland. Solche Kooperationen fördern einerseits die Durchlässigkeit zwischen den Hochschultypen, andererseits die Weiterqualifizierung des Nachwuchses von FH in Lehre und Forschung und dienen zudem der Weiterentwicklung des praxisorientierten Profils. Sie sind im Sinne der Effizienz und der Aufgabenteilung zwischen UH und FH in jedem Fall zu priorisieren, weiterzuentwickeln und zu fördern."

Da der Bericht des Bundesrates zur Nachwuchsförderung auf konkrete Aussagen zum dritten Zyklus an Fachhochschulen verzichtet, reichte Nationalrat Christian Wasserfallen, der auch Präsident des „Dachverband Absolventinnen und Absolventen Fachhochschulen"[4] ist, erneut eine entsprechende Anfrage an den Bundesrat. Dieser weist in seiner Antwort wiederum auf die Verbesserung der Durchlässigkeit für Fachhochschul-AbsolventInnen zum dritten Zyklus von Universitäten hin und zieht sich mit dem Verweis auf die Kompetenz des neuen Hochschulrats aus der Diskussion zurück:

„Es obliegt gemäß HFKG dem neuen obersten hochschulpolitischen Organ der Schweiz, der Schweizerischen Hochschulkonferenz, in der Versammlungsform des Hochschulrates über Notwendigkeit, Funktion und Wirkung eines dritten Zyklus an FH zu entscheiden. Den dafür gemeinsam zu führenden Diskussionen und Beratungen kann der Bundesrat an dieser Stelle nicht vorgreifen. Der Hochschulrat wird dabei selbstverständlich auch der Grundsatzposition der KFH ebenso wie Stellungnahmen oder Anträgen der neuen Schweizerischen Rektorenkonferenz gebührend Rechnung tragen. Allfällige Stellungnahmen der Mitglieder mit beratender Stimme wird er bei seiner Entscheidfindung ebenfalls berücksichtigen."

4 Der Verband setzt sich dezidiert für ein eigenes Promotionsrecht der Fachhochschulen ein; vgl. www.fhschweiz.ch.

Die Fachhochschulen engagieren sich für die Promotion

Schon 2011 hat die Rektorenkonferenz der Fachhochschulen KFH in einer Grundsatzposition festgehalten: „Die Einführung des fachhochschulspezifischen dritten Bologna Zyklus ist ein mittelfristiges Ziel der KFH. Sie verfolgt die Strategie eines differenzierten Promotionsrechts" (KFH, 2011). Sie strebte einerseits die Schaffung kooperationsbasierter Doktoratsprogramme mit in- und ausländischen Universitäten an sowie die Schaffung eines spezifischen dritten Zyklus für Disziplinen, bei denen eine Kooperation mit universitären Partnern nicht möglich ist. Parallel zu den oben aufgezeigten bildungspolitischen Diskussionen führte sie 2013 Datenerhebungen, Interviews und Analysen durch, um die Problemstellungen zu beschreiben, den dritten Zyklus für Fachhochschulen zu begründen und mögliche Wege dahin aufzuzeigen. In ihrer Analyse begründet die KFH die Forderung nach einem dritten Zyklus mit drei grundsätzlichen Herausforderungen:

„Wissenschaftlicher Nachwuchs

Die Fachhochschulen können den notwendigen wissenschaftlichen Nachwuchs im Fachhochschulprofil zurzeit nicht in ausreichendem Masse gewinnen. Es ist ein Nachteil, zu stark auf Nachwuchs angewiesen zu sein, der an theoretisch-akademisch ausgerichteten Hochschulen (zum Teil fachfremd) ausgebildet wurde. Nachwuchs von ausländischen Hochschulen verfügt zum Teil nicht über ausreichende Kenntnisse der Verhältnisse in der Schweiz. Wissenschaftlerinnen und Wissenschaftler, die anwendungs- und praxisorientierte Fragestellungen bearbeiten, fehlen auch auf dem Arbeitsmarkt. Der Bedarf kann fast nur durch Universitätsabsolventinnen und -absolventen abgedeckt werden, die den Praxisbezug erst herstellen und sich Erfahrung aneignen müssen. Vom Nachwuchs mit fachlich-wissenschaftlichen Kompetenzen auf höchstem Niveau profitieren nicht nur die Fachhochschulen. Er beteiligt sich an der Bearbeitung von komplexen Fragestellungen der Gesellschaft und schlägt wichtige Brücken zwischen Wissenschaft und Praxis.

Forschungsfinanzierung

Die Grundfinanzierung der anwendungsorientierten Forschung ist stark auf Drittmittel sowie auf Projekte mit Umsetzungspartnern ausgerichtet. Die Finanzierung freier Kapazitäten außerhalb dieser Projekte, etwa für Publikati-

onen, für die Vorbereitung von Projekten oder zur Anpassung und Verwertung von Forschungsergebnissen in neuen Anwendungsfeldern, ist deshalb begrenzt. Die öffentliche Hand fokussiert die Forschungsförderung stark auf die Doktorandenförderung, insbesondere in der Grundlagenforschung. Die anwendungsorientierte und praxis-basierte Forschung wird denn auch mit weniger Forschungsmitteln ausgestattet. Dadurch ist die Forschung an Fachhochschulen mit Herausforderungen konfrontiert, die sich nicht erst im unmittelbaren Wettbewerb um Fördergelder zeigen, sondern schon viel früher bei den für eine aussichtsreiche Teilnahme am Wettbewerb erforderlichen Vorinvestitionen. Unbestritten ist, dass Teilnehmende an Programmen im 3. Zyklus wichtige Forschungsträger und -treiber sind. Ohne sie ist der Zugang zu Forschungsförderinstrumenten begrenzt, und die Fachhochschulen können dadurch wesentliche Finanzierungsquellen der Forschung nicht erschließen. Auch die internationale Vernetzung in Wissenschafts- und Forschungsgemeinschaften wird für Hochschulen ohne Angebote auf der 3. Stufe erschwert.

Laufbahn- und Karrieremodelle

Gegenwärtig doktorieren zwar mehrere hundert Fachhochschulangehörige an universitären Hochschulen im In- und Ausland. Auch werden die meisten von ihnen von Forschungsteams ihrer Fachhochschulen betreut. Allerdings vermag diese Praxis weder dem spezifischen Profil noch den Leistungen der Fachhochschulen angemessen Rechnung zu tragen. Das erzwungene Outsourcing der Promotion limitiert zudem Attraktivität und Vermögen der Fachhochschulen, hochqualifiziertes Personal anzuziehen und zu halten." (KFH, 2014, S. 4)

Die KFH schlägt ein Kompetenzprofil für den dritten Zyklus von Fachhochschulen vor, das sich im Wesentlichen an der Doktoratsstufe des Qualifikationsrahmens für den Schweizerischen Hochschulbereich orientiert (nqf-CH, 2011). Dieser beschreibt für die fünf Dimensionen Wissen und Verstehen, Anwendung von Wissen und Verstehen, Urteilen, kommunikative Fähigkeiten sowie Selbstlernfähigkeit die Kompetenzen, die für ein Doktorat erforderlich sind. Gegenüber dem Doktorat an einer universitären Hochschule betont der Vorschlag der KFH den Bezug zum Praxisfeld, dass das gewonnene Wissen einer Promotion in die Aus- und Weiterbildung einfließen soll und für gesellschaftlich relevante Fragestellungen angewendet werden kann. Ansonsten sind die Anforderungen identisch mit denjenigen für ein Doktorat an einer universitären Hochschule. Für die Realisierung des dritten Zyklus nennt die KFH auch die Voraussetzungen, die dafür vorhanden sein müssen, u. a. den Reifegrad von Studienbereichen, oder die Anforderungen an die Qualifikation der betreuenden ProfessorInnen. Die KFH schlägt vor, als Erstes mittels Pilotprojekten die Grundlagen für die langfristig angestrebte Etablierung des dritten Zyklus im Profil der Fachhochschulen zu schaffen und diese dann auszuwerten. Bis 2018 soll je ein Pilotprojekt in Kooperation mit universitären Hochschulen und in Bereichen, in denen die Kooperation nicht möglich ist, in eigenständiger Verantwortung gestartet werden.

Die Zürcher Hochschule für Angewandte Wissenschaften ZHAW zieht mit

Im Zuge der bundespolitischen Diskussionen hat auch die Leitung der ZHAW ein Positionspapier verfasst (ZHAW, 2014). Darin betont sie, dass auch die Arbeitswelt auf Fachkräfte angewiesen ist, die auf Doktoratsstufe ausgebildet wurden, und deshalb nicht nur die Fachhochschulen ein Interesse daran haben, dass ihre AbsolventInnen die gleichen Chancen haben wie diejenigen anderer Hochschulen. Auch weist sie darauf hin, dass sich das fehlende Promotionsrecht in internationalen Hochschulkooperationen als Nachteil erweist. Deshalb macht sie den Erwerb des Promotionsrechts zum mittelfristigen Ziel der ZHAW, nennt aber auch Bedingungen für die einzelnen Fachbereiche, damit sie Unterstützung bekommen können:

„Die ZHAW beabsichtigt, die Doktoratsstufe in denjenigen Bereichen anzubieten, die

- *den Nachweis der Anerkennung durch die internationale Scientific Community,*
- *die Nachfrage der internationalen Scientific und der Professional Community,*
- *den Ausweis einer mehrjährigen Kontinuität und einer hohen Qualität der eigenen Forschung und Entwicklung, gemessen an international anerkannten Standards*

erbringen können und in denen die F&E-Aktivitäten der Doktorandinnen und Doktoranden thematisch und organisatorisch in die Forschungsschwerpunkte integrierbar sind" (ibid. S. 1).

Als Vorbereitung dazu soll der Weg der Kooperation mit Universitäten verfolgt werden, wofür sie entsprechend Leitplanken formuliert und Unterstützungsmaßnahmen in Aussicht stellt. Der Fokus liegt dabei in der Institutionalisierung von vorhandenen Kooperationen, die bisher wesentlich auf persönliche Beziehungen von Dozierenden und Forschenden mit anderen Universitäten basieren. Da diese jedoch unstabil sind, gilt es diese zu festigen, z. B. mittels der Schaffung von Graduiertenkollegs (ibid. S. 2). Diese Unterstützung ist erst in Aussicht gestellt und die Umsetzung noch nicht festgelegt.

Erfahrungen und Perspektiven am ZHAW-Departement Gesundheit

Kein Promotionsrecht und fehlende Doktoratsprogramme – trotzdem haben seit der Gründung des ZHAW-Departements Gesundheit vor zehn Jahren schon mehrere Mitarbeitende eine Promotion geschafft, andere arbeiten noch daran. Grundsätzlich gibt es dafür zwei Wege: Entweder haben die Mitarbeitenden ein abgeschlossenes Masterstudium an einer Universität und verfolgen ihre Promotion autonom und unabhängig von ihrer Anstellung am Departement, z. B. in den Erziehungswissenschaften. Dieser autonome Weg bringt jedoch mit sich, dass es für die Promotion keine Unterstützung gibt, weder finanziell noch in Form von Arbeitszeit. Auch muss der Kontakt mit Peers an der Universität aus eigener Initiative gesucht und aufrechterhalten werden, um den Austausch zu pflegen.

Der andere und deutlich häufiger gewählte Weg führt über einzelne ausländische Universitäten, die eine größere Bereitschaft für Kooperationen mit Fachhochschulen zeigten, als dies Schweizer Universitäten bisher getan haben. Derzeit gibt es zum Beispiel vier Mitarbeitende in der Pflege, die an ihrer Promotion arbeiten, zwei davon am King's College in London, eine an der University of Manchester und eine an der Universität Witten/Herdecke. Voraussetzung dafür waren ProfessorInnen am ZHAW-Departement Gesundheit mit ausgesprochenem Forschungsnachweis, die qualifiziert sind, eine Promotion zu betreuen. Der Leistungsausweis in spezifischen Forschungsgebieten, welche mit jenen der Partneruniversitäten übereinstimmten, ermöglichte die notwendige Kooperation in den Forschungsprojekten der PhD-Studierenden. Die internationale Vernetzung, welche die betreuende

Professorin und der betreuende Professor im Laufe ihrer akademischen Laufbahn aufbauen konnte, war dabei für Kontakte und Diskussionen über vorhandene Möglichkeiten von entscheidender Bedeutung. Ein weiterer Grund für die Wahl von ausländischen Universitäten ist die Tatsache, dass Gesundheitsberufe wie Ergo- oder Physiotherapie vor allem in den nordischen Ländern Europas eine längere Tradition haben und dort als akademische Disziplinen mit entsprechender Möglichkeit zur Promotion etabliert sind. Mitarbeitende des Departements Gesundheit, die einen PhD in Ergo- oder Physiotherapie erlangen wollten, mussten also den Weg nach Schweden auf sich nehmen, z. B. zum Karolinska Insitutet in Stockholm oder der Umeå University.

Und wie sieht die Zukunft aus?

Dazu zwei Thesen und zwei Forderungen.

These 1: Am ZHAW-Departement Gesundheit (und in der ganzen Schweiz) werden immer mehr ErgotherapeutInnen, Hebammen, Pflegende und PhysiotherapeutInnen mit Masterabschluss die Voraussetzungen erfüllen und das Interesse haben, einen PhD zu erlangen.

These 2: Die vermehrte Forschungstätigkeit der Gesundheitsberufe an den Fachhochschulen fördert die Qualifikationen von Mitarbeitenden, die notwendig sind, um eigenständige akademische Disziplinen zu begründen.

Forderung 1: Das ZHAW-Departement Gesundheit wünscht gemeinsame strukturierte Promotionsprogramme für die Gesundheitsberufe mit medizinischen Fakultäten von Universitäten (konkret: der Universität Zürich), wobei die Betreuung durch ProfessorInnen von beiden Hochschulen sichergestellt wird.

Forderung 2: Das Promotionsrecht für Disziplinen an Fachhochschulen, welche die internationalen Qualitätsanforderungen dafür erfüllen.

Die Chancen dafür stehen gut. Wie in den vorhergehenden Kapiteln aufgezeigt, gibt es Engagement von verschiedenen Seiten, und die Universitäten haben von politischer Seite die deutliche Aufforderung bekommen, Hand zu bieten, um exzellenten AbsolventInnen von Fachhochschulen eine Promotion zu ermöglichen. Am ZHAW-Departement Gesundheit werden wir uns aktiv dafür einsetzen, die Wege zu ebnen.

Literatur

BBT Bundesamt für Berufsbildung und Technologie. (2009). Die Schweizer Fachhochschulen. Ein Überblick für Gutachterinnen und Gutachter in Akkreditierungsverfahren. Heruntergeladen von http://www.sbfi.admin.ch/dokumentation/00335/00401/index.html?lang=de

BBT Bundesamt für Berufsbildung und Technologie. (2004). Teilrevision Fachhochschulgesetz FHSG. Überblick über die wichtigsten Neuerungen. Heruntergeladen von http://www.sbfi.admin.ch/dokumentation/00335/00401/index.html?lang=de

GDK Schweizerische Konferenz der kantonalen Gesundheitsdirektorinnen und Gesundheitsdirektoren. (2004). Profil des Fachhochschulbereichs Gesundheit vom 13. Mai 2004. Heruntergeladen von http://www.gdk-cds.ch/index.php?id=548

Häberli, B. (2013). Eigenständiges Doktorat an Fachhochschulen. Parlamentarische Interpellation vom 10.9.2013. Heruntergeladen von www.parlament.ch/d/suche/seiten/geschaefte.aspx?gesch_id=20133670).

HFKG Hochschulförderungs- und Koordinationsgesetz. Heruntergeladen von https://www.admin.ch/opc/de/official-compilation/2014/4103.pdf

KFH Rektorenkonferenz der Fachhochschulen der Schweiz. (2014). 3. Zyklus. Bedeutung für die Fachhochschulentwicklung. Grundsatzposition der Rektorenkonferenz der Fachhochschulen vom 27. März 2014 mit Ergänzungen vom 4. Juli 2014. Heruntergeladen von http://www.swissuniversities.ch/fileadmin/swissuniversities/Dokumente/DE/FH/Forschung/140704_KFH_Grundsatzposition_3Z_d_erweitert.pdf

KFH Rektorenkonferenz der Fachhochschulen der Schweiz. (2011). Der dritte Bologna-Zyklus an Schweizer Fachhochschulen. Grundsatzposition. Heruntergeladen von http://www.swissuniversities.ch/fileadmin/swissuniversities/Dokumente/DE/FH/Grundsatzpositionen/111102_KFH_Position_3._Zyklus_D.pdf

Meyer, P. C. & Sottas, B. (2015). Berufe im Gesundheitswesen. In: Oggier, Willy (Hrsg.): Gesundheitswesen Schweiz, Hans Huber, Bern, 5. Auflage.

nqf-CH Qualifikationsrahmen für den schweizerischen Hochschulbereich. (2011). Heruntergeladen von http://www.swissuniversities.ch/fileadmin/swissuniversities/Dokumente/DE/UH/NQR/nqf-ch-HS-d.pdf

SBFI Staatssekretariat für Bildung, Forschung und Innovation. (2014). Massnahmen zur Förderung des wissenschaftlichen Nachwuchses in der Schweiz. Bericht des Bundesrats zur Erfüllung des Postulats WBK-S (12.3343). Heruntergeladen von http://www.sbfi.admin.ch/dokumentation/00335/00401/index.html?lang=de

Wasserfallen, C. (2014). Dritter Bologna-Zyklus an Fachhochschulen. Beitrag zu Nachwuchsförderung und Innovation. Parlamentarische Anfrage vom 13.6.2014. Heruntergeladen von http://www.parlament.ch/d/suche/seiten/geschaefte.aspx?gesch_id=20141037

ZHAW Zürcher Hochschule für Angewandte Wissenschaften. (2014). Der dritte Bologna-Zyklus an der ZHAW. Positionspapier. Version 2.0 vom 15. Mai 2014. Internes Dokument.

„Der Blick über den Tellerrand“ – Promovieren im Ausland am Beispiel von Großbritannien

Monika Lohkamp, Dörte Zietz

Es gibt immer mehr Angebote für eine Promotion in einer der Disziplinen der Gesundheitsfachberufe in Deutschland. Dennoch kann es sein, dass jemand erwägt, im Ausland zu promovieren. Dieses Kapitel soll bei den Überlegungen und einer Entscheidung zum Vorhaben unterstützen. Beide Autorinnen haben in Großbritannien promoviert und deshalb beziehen sich die weiteren Ausführungen auf Promotionsvorhaben in Großbritannien.

In den angelsächsischen Ländern ist der Abschluss der Promotion ein „Doctor of Philosophy“ (PhD). An den meisten Universitäten gibt es eine „Graduate School“, die die Promovierenden unterstützt. Dies kann entweder durch verschiedene Workshops (z. B. academic writing, communicating with confidence) oder durch ein „Postgraduate Training Scheme“ geschehen. Für den erfolgreichen Abschluss des „Postgraduate Training Scheme“ müssen von der Universität angebotene Kurse belegt werden, die mit der Vergabe von Credit Points (ECTS) abschließen. Häufig ist die Promotion an eine sogenannte „General Teaching Assisstant (GTA)“-Position gekoppelt, was bedeutet, dass eine gewisse Stundenzahl an Lehre (meist praktischer Unterricht) übernommen wird. Die so erworbene Lehrerfahrung kann für die spätere Karriere sehr nützlich sein, vor allem, wenn eine akademische Laufbahn angestrebt wird.

Während der Promotion gibt es regelmäßige, informelle Treffen mit den BetreuerInnen, um Fortschritte und Probleme zu besprechen. Darüber hinaus gibt es regelmäßige, formelle Reviews, bei denen die Arbeit und der Fortschritt der Promotion einer Kommission vorgestellt wird. Nach Abgabe der Dissertation findet die Verteidigung („viva“) statt, die – anders als in Deutschland – keine öffentliche Veranstaltung ist. Je nachdem, wie gut die Dissertation geschrieben ist und wie sie verteidigt wurde, gibt es noch Auflagen zur Verbesserung, bevor sie gedruckt wird und die Promovierende bei der Graduierungsfeier die Promotionsurkunde feierlich überreicht bekommt.

Manchmal kommt die Frage nach der Anerkennung von im Ausland erworbenen Abschlüssen in Deutschland auf. Auf dem Informationsportal zur Anerkennung ausländischer Bildungsabschlüsse (http://anabin.kmk.org/) kann man recherchieren, welche Abschlüsse und welche Institutionen von Deutschland anerkannt werden. Dort heißt es, dass der Abschluss „Doctor of Philosophy" aus Großbritannien dem deutschen Doktorgrad von Anforderungen und Niveau gleichgestellt ist.

Vor- und Nachteile einer Promotion im Ausland

Vorteile

Ein großer Vorteil ist, dass in anderen Ländern die Gesundheitsfachberufe in der Forschung etablierter sind als in Deutschland. Somit kann die Promotion im eigenen Fachgebiet stattfinden. Zusätzlich gibt es an den meisten Universitäten eine bestehende Forschungsstruktur, wodurch es möglich ist, dass kompetente und erfahrene ProfessorInnen/DozentInnen aus dem eigenen Fachgebiet die Promotion betreuen können. PhD-StudentInnen können durch die BetreuerInnen Anschluss an renommierte Forschungsgruppen erhalten, wodurch der Aufbau von internationalen Kontakten und Netzwerken erleichtert wird. Die Universitäten unterstützen und ermutigen PhD-StudentInnen, an Konferenzen teilzunehmen bzw. Teile der Promotion auf ihnen zu präsentieren. Bei diesen Veranstaltungen bieten sich immer wieder Möglichkeiten, mit ExpertInnen ins Gespräch zu kommen und Kontakte zu knüpfen. Hier ist es wichtig, einen ersten Anschluss zu finden und später über gemeinsame Forschungsprojekte oder Konferenzen in Kontakt zu bleiben.

Häufig gibt es an den Universitäten mehrere Promovierende, wodurch sich eine gute gegenseitige Unterstützung entwickelt. Die anderen PhD-StudentInnen haben vielfach mit den gleichen Problemen zu kämpfen – und das schweißt zusammen! Ein regelmäßiger Austausch über inhaltliche Ideen zur Promotion, aber auch über z. B. die Organisation der Datenerhebung, statistische Auswertung der Daten ist sehr hilfreich. Das Durchführen einer Promotion kann manchmal ein einsames Unterfangen sein – da tut es gut, sich mit Gleichgesinnten auszutauschen.

Ein weiterer Vorteil ist, eine andere Forschungskultur und ein anderes Selbstverständnis kennenzulernen. Hierarchien, die in Deutschland vorhanden sind und gepflegt werden, können in anderen Ländern ganz aufgehoben sein. Das Ansehen von Therapieberufen und die damit verbundene Wertschätzung der Arbeit sind höher als in Deutschland.

Ein nicht zu unterschätzender Aspekt ist das Kennenlernen einer anderen Sprache und Kultur. Die Sprachkenntnisse verbessern sich quasi „von ganz allein", wobei die ersten sechs Monate eine sehr steile Lernkurve beinhalten. Das ist stressig, bedeutet aber auch, eine andere Sprache in all ihren Facetten zu erlernen und wahrzunehmen. Einblicke in eine andere Kultur erweitern das Verständnis für andere Lebens- und Denkweisen von Menschen. Darüber hinaus korrigiert und relativiert der „Blick über den Tellerrand" in mancherlei Hinsicht die Probleme in Deutschland.

Die Verbesserung der englischen Sprachkenntnisse ist auch langfristig von Vorteil. Die Sprache in der Wissenschaft ist Englisch, sowohl auf internationalen Konferenzen als auch in publizierten Studien. Daher wird z. B. das Lesen von Studien einfacher, wenn man über gute Sprachkenntnisse verfügt. Zudem erlernt man auch die sprachliche Etikette und kann auf Englisch zurückgreifen, wenn man eine E-Mail an Personen in anderen Ländern verschickt.

Abschließend sei noch erwähnt, dass man sich selber besser kennenlernt und persönlich weiterentwickelt: Wenn ich in einem anderen Land überleben und ein Buch (Dissertation) in einer anderen Sprache schreiben kann, dann stärkt dies auch das Selbstvertrauen für zu Hause.

Die Auflistung von Vorteilen einer Promotion im Ausland ließe sich noch weiter fortführen, aber dies sind unserer Meinung nach die größten Vorteile.

Nachteile

So schön und interessant es auch woanders ist, es gibt Nachteile, eine Promotion nicht in Deutschland durchzuführen. So kann es u. U. schwierig sein, den Kontakt zur „alten Heimat" zu halten. Dies schließt nicht nur Familie und FreundInnen ein, sondern auch die Teilhabe an aktuellen Entwicklungen in den Gesundheitsfachberufen, gesellschaftliche Entwicklungen, den Aufbau von Netzwerken und Kontakten in Deutschland. Auch kann es eine Weile dauern, bis man privat einen Freundeskreis aufgebaut hat. Es kann phasenweise einsam werden, wobei es allerdings jeder selbst in der Hand hat, wie stark man sich um Anschluss bemüht. Partys sind eine gute Möglichkeit, andere (internationale) LaborkollegInnen, andere Promovierende, Post-docs und manchmal auch BetreuerInnen in einem privaten Rahmen zu treffen und näher kennenzulernen.

Das Erlernen einer neuen Sprache wird als Vorteil gesehen, jedoch kann es auch von Nachteil sein, wenn die nötigen Sprachkenntnisse noch nicht vorhanden sind. Nicht nur das Lesen von Fachtexten dauert viel länger und ist manchmal frustrierend, wenn das Verstehen schwierig ist, sondern auch die alltäglichen Dinge wie z. B. eine Unterkunft mieten, ein Konto eröffnen, einen Gang zur Ärztin bewältigen, werden erschwert. Jedoch sollten diese Probleme mit der Zeit immer weniger werden.

Die Kosten für Studium und Lebensunterhalt können deutlich höher sein als in Deutschland. Wer auf eigene Kosten im Ausland promovieren möchte, sollte unbedingt vorher die Kosten recherchieren und entsprechend vorsorgen. Auch empfiehlt sich ein finanzieller Puffer für die Rückkehr nach Deutschland.

Finden einer Promotionsstelle und deren Finanzierung

Es gibt verschiedene Möglichkeiten, die Promotion im Ausland zu realisieren. Entweder kann man sich selbst ein Thema wählen, eine Universität suchen, die die Betreuung übernimmt, und sich selbst finanzieren, oder man kann sich auf ausgeschriebene Stipendien bewerben und wird folglich durch die Universität finanziert.

Eigene Suche und Finanzierung

Bei diesem Weg muss der Promovend ein gutes Exposé ausarbeiten und anschließend eine Betreuerin finden, die bereit ist, die fachlich-inhaltliche sowie methodologische Betreuung zu übernehmen. Dann zahlt die Promovierende die Studiengebühren und sämtliche Lebenshaltungskosten selbst. Ein Vorteil besteht darin, dass die Promovierende sich ganz nach ihrem Thema eine Betreuerin suchen und dieser ihr Promotionsvorhaben unterbreiten kann. Der Nachteil ist, dass es schwierig sein kann, eine geeignete Betreuerin zu finden, und es entstehen hohe Kosten.

Bewerbung um ausgeschriebene Stipendien

Die andere Möglichkeit ist, dass man sich auf ausgeschriebene PhD-Stipendien bewirbt. In diesem Fall wird meistens ein Schwerpunkt oder Thema von der Universität vorgegeben, das in der Promotion bearbeitet werden soll. Eigene Vorstellungen und Ideen können natürlich eingebracht und mit den BetreuerInnen diskutiert werden, aber es variiert, wie viele eigene Ideen die Promovierende einbringen kann. Für die Vergabe der Promotionsplätze durchläuft die Bewerberin ein Bewerbungsverfahren. Die Höhe des Stipendiums variiert und kann z. B. Studiengebühren und Lebensunterhaltskosten ganz oder nur teilweise abdecken.

Um diese Ausschreibungen zu finden, kann man entweder auf den Webseiten der verschiedenen Universitäten suchen oder auf Webseiten, die Anzeigen für unterschiedliche Stipendien oder allgemein Jobs beinhaltet. Andere Möglichkeiten, diese Stipendien zu finden, sind z. B. Fachgesellschaften, die Plattformen zur Verfügung stellen, auf denen Job- oder auch Promotionsangebote eingestellt und veröffentlicht werden. Ein Beispiel dafür ist die International Society of Biomechanics, die mit dem „Biomch-L"-Forum eine Anlaufstelle bietet.

Hier eine Liste von Webseiten, auf denen man solche Stipendien finden kann:
http://www.findaphd.com/
http://scholarship-positions.com/category/phd-scholarships-positions/
http://biomch-l.isbweb.org/forums/5-Jobs-and-Positions
http://www.jobs.ac.uk/phd
http://www.csp.org.uk/professional-union/careers-development/career-physiotherapy/physiotherapy-degrees
https://www.cot.co.uk/become-ot/ot-programmes-uk

Tipps/Voraussetzungen für eine erfolgreiche Promotion im Ausland

Eine Promotion im Ausland stellt eine besondere Herausforderung dar, weil die Promovierende neben der fachlich-inhaltlichen Arbeit sich noch zusätzlich in einem fremden Land zurechtfinden und lernen muss, in der fremden

Sprache mündlich und schriftlich zu kommunizieren. Um diese Herausforderung zu meistern, braucht man eine hohe Eigenmotivation, viel Disziplin und die Unterstützung von Familie und Freunden.

Wenn möglich, sollte die Promovierende über die gesamte Dauer der Promotion vor Ort sein. Dies bietet den Vorteil, dass man sich auch zwischendurch kurz mit den BetreuerInnen absprechen kann, dass man sich in seiner neuen Umgebung besser und schneller einlebt und die Unterstützung der anderen Promovierenden hat. Es gibt allerdings auch Möglichkeiten einer Promotion in Teilzeit. Dies ist z. B. für Physiotherapie an der University of Teeside, für Logopädie an der University of Sheffield möglich. Wenn man sich für diesen Weg entscheidet, sind ein sehr gutes Zeitmanagement und sehr viel Selbstdisziplin von Nöten. Durch die Entfernung kann die Betreuung manchmal auch ein wenig komplizierter sein, da man nicht „mal eben" bei der Betreuerin vorbei schauen kann. Allerdings kann man bei dieser Variante auch noch in Deutschland arbeiten und hat sein gewohntes Umfeld von Familie und Freunden, was von Vorteil sein kann.

Ein Betreuerteam, in dem verschiedene Personen unterschiedliche Kompetenzen mitbringen, ist von Vorteil. Natürlich ist die fachliche Kompetenz der Betreuerin wichtig, aber manchmal ist doch auch der Rat einer Statistikerin, einer Computerspezialistin oder Technikerin notwendig. Falls es nicht möglich ist, ein Betreuerteam zu bilden, sollte man doch versuchen, notwendige Hilfe von ExpertInnen zu bekommen. Unsere Erfahrung ist, dass die Menschen in Großbritannien sehr hilfsbereit sind, wenn man fragt – allerdings muss man manchmal mehrmals nachfragen.

Familie und Freunde sollten auf die (mentale) Abwesenheit über den Promotionszeitraum vorbereitet werden. Diese Zeit ist sehr intensiv, es gibt viele Höhen und Tiefen, wobei es von Vorteil ist, wenn die Familie und Freunde verständnisvoll und unterstützend reagieren.

Die Promovierende sollte eine hohe Eigenmotivation und die Bereitschaft zu Wochenarbeitszeit von über 40 Stunden sowie Arbeiten am Wochenende mitbringen. Zur Promotion gehört in den meisten Fällen nämlich auch, dass andere Projekte mitbearbeitet oder auch Lehre in Studiengängen übernommen wird.

Ein hohes Maß an Selbstständigkeit und Eigeninitiative wird auch im Ausland vorausgesetzt. Es ist Ihre Promotion, für deren Durchführung Sie verantwortlich sind. Die BetreuerInnen können nicht ahnen, wann Sie wie viel Hilfe brauchen. Daher ist es wichtig, selbst Initiative zu zeigen und auch mit den BetreuerInnen zu besprechen, wie sich beide Seiten den Prozess der Begleitung vorstellen. Lernen Sie Ihre BetreuerInnen kennen; es hilft zu wissen, wie diese „ticken".

Zur Immatrikulation im Ausland wird oft ein Nachweis über Sprachkenntnisse verlangt. Je nach Universität wird festgelegt, welcher Sprachtest (z. B. TOEFL, IELTS) und welches Niveau erreicht werden muss. Es ist hilfreich, sich auf den Test vorzubereiten, bevor dieser abgelegt wird, damit man weiß, was von einem verlangt wird und man entsprechend lernen kann.

Meistens kann man die Bewerbungsunterlagen online einreichen. Beachten Sie dabei die vorgegebenen Abgabefristen. Häufig wird eine Referenz verlangt, entweder eine persönliche oder eine akademische – oder beides. In einer persönlichen Referenz geht es um soziale Eigenschaften (z. B. Verlässlichkeit, Teamwork, Sorgfalt, Initiative), in der akademischen um die Studien- und Lernerfolge. Überlegen Sie gut, wen Sie um eine Referenz bitten. Manche Dokumente, die zur Bewerbung/Immatrikulation benötigt werden, müssen evtl. ins Englische übersetzt werden – planen Sie genügend Zeit dafür ein.

Bringen Sie dringend eine große Portion Neugierde auf Land und Leute und Wissenschaft mit sowie eine hohe Frustrationstoleranz und Humor. Vieles läuft in anderen Ländern komplett anders als in Deutschland. Manches ist einfacher, aber einiges auch viel komplizierter! Zum Beispiel gibt es in Großbritannien mindestens genauso viel Bürokratie wie in Deutschland, aber da die Prozesse alle unbekannt sind, erscheint es noch viel komplizierter. Oder wenn jemand zusagt, dass er Informationen weitergeben wird oder etwas anderes für einen tut, dauert dies häufig sehr lange, und man muss immer wieder nachfragen.

Arbeiten im Beruf während der Promotion

Möchte man während der Promotion noch stundenweise am Patienten arbeiten, so muss man erst in dem jeweiligen Land die Erlaubnis zur Ausübung des Berufes einholen. In Großbritannien ist das „Health and Care Professional Council" (http://www.hpc-uk.org/) dafür zuständig. Der Prozess kann einige Monate dauern, kostet Geld, und es kann sein, dass man die Anerkennung nicht sofort bekommt, sondern erst noch z. B. ein Praktikum in einem bestimmten Bereich absolvieren muss. Wenn man in Großbritannien registriert ist, muss man noch Mitglied der „Chartered Society of Physiotherapy“ werden, um für das Arbeiten versichert zu sein.

Weiterführende Literatur und Internetseiten

Ein sehr empfehlenswertes Buch, um zu erahnen, was auf Promovierende zukommt und wie man die üblichen Fallstricke während des PhD elegant umgeht:

Petre M, Rugg G (2010). The Unwritten Rules of PhD Research. Open University Press (McGraw-Hill Educatin), Maidenhead.

Ein anders Buch, welches bei dem Prozess des Entwickelns und Schreibens nützlich sein kann:

Burnett J (2009). Doing Your Social Science Dissertation. Sage Study Skills. London.

Dieses Buch gibt wertvolle Tipps zu Bewerbungen im englischsprachigen Ausland:

Schürmann K, Mullins S (2003). Weltweit bewerben auf Englisch. Eichborn-Verlag, Frankfurt am Main

Für alle diejenigen, die schon im Promotionsverfahren stecken und täglich eine Prise Humor brauchen:

http://phdcomics.com/comics.php

Thesen und Forderungen

These 1

Auslandserfahrungen sind wertvolle Erfahrungen, die das weitere Leben beeinflussen und prägen. Die Vorteile überwiegen deutlich die Herausforderungen.

These 2

Die Institutionalisierung von Forschung in Deutschland kann von den nach einem Auslandsaufenthalt zurückkehrenden NachwuchswissenschaftlerInnen profitieren. Eine Orientierung an einem – in Deutschland noch nicht vorhandenen – Standard der Forschung in den Gesundheitsfachberufen im Ausland gibt wesentliche Impulse für Deutschland.

Forderung 1

Möglichkeiten sollen geschaffen werden, damit eine auch strukturell abgesicherte Vernetzung nach Deutschland während der Promotion gewährleistet bleibt (z. B. durch Internet-Plattformen oder Fachkommissionen in Verbänden für den wissenschaftlichen Nachwuchs) und umgekehrt nach einer Rückkehr die Vernetzung zu den Kontakten im Ausland erhalten bleibt (z. B. finanzielle Unterstützung und Freistellung zwecks Teilnahme an internationalen Treffen etc.).

Forderung 2

Die (Fach-)Hochschulen sollten bessere Möglichkeiten bieten, Forschungsaktivitäten zu unterstützen, um die Kompetenzen des wissenschftlichen Nachwuchses (RückkehrerInnen) für Deutschland nutzbar zu machen.

„Tue Gutes und schreibe darüber!"

Tanja Bossmann

Im Rahmen einer Promotion sollte man unbedingt publizieren. Einerseits, um sich der Öffentlichkeit zu zeigen und von KollegInnen als Expertin zu einem bestimmten Thema wahrgenommen zu werden, und andererseits, um sich selbst regelmäßig wieder auf den aktuellen Stand des Wissens zum eigenen Promotionsthema zu bringen.

Häufig gehört das Publizieren von wissenschaftlichen Artikeln bereits zum Promotionsstudium dazu – besonders für den betreuenden Professor ist es oftmals sogar sehr wichtig, dass seine Mitarbeiter regelmäßig mit wissenschaftlichen Beiträgen in Fachmedien erscheinen. Veröffentlichungen sind sozusagen eine bedeutsame „Währung" an den Hochschulen. Sie tragen maßgeblich zum Erfolg eines Lehrstuhls beziehungsweise der gesamten Fakultät bei.

Es gibt nun verschiedene Optionen für PromovendInnen, sich und ihr Thema bekannt zu machen – sowohl national als auch international. In den folgenden Abschnitten sind einige wichtige Aspekte aufgeführt, die es zu berücksichtigen gilt, wenn man zu seinem Thema publizieren möchte.

National publizieren

Zum einen können Manuskripte bei nationalen Zeitschriften eingereicht werden – entweder bei einem Journal aus dem eigenen Fachgebiet, in unserem Bereich zum Beispiel bei der pt_Zeitschrift für Physiotherapeuten, oder auch bei einem Journal aus den Bezugswissenschaften.

Die Vorteile einer deutschsprachigen Publikation in einem nationalen Journal liegen auf der Hand. Wissenschaftliches Schreiben ist per se schon eine Herausforderung und erst recht, wenn man seine Studienprojekte in englischer Sprache beschreiben soll. Daher ist die Publikation in deutschen Zeitschriften gerade in der frühen Phase der Promotion eine sehr gute Übung. Zudem erreicht man die KollegInnen im eigenen Land. Die pt_Zeitschrift für Physiotherapeuten des Pflaum Verlags beispielsweise erscheint zwölfmal im Jahr, hat eine Druckauflage von 25.000 Exemplaren und wird von Physiotherapeuten – angestellt und selbstständig – in Praxis und Klinik gelesen. Zudem gibt es hier für Forschungsarbeiten ein Peer-Review-Verfahren, und dies ist bekanntermaßen ja ein wichtiges Qualitätskriterium für die Publikation wissenschaftlicher Projekte. Über eine Veröffentlichung in einem solchen Fachmedium kann man also „auf einen Schlag" eine große Menge an KollegInnen in Deutschland, Österreich und der Schweiz erreichen und für das Thema sensibilisieren. Und man hat schon den ersten peerreviewed Artikel veröffentlicht.

Die Publikation in Journalen der Bezugswissenschaften bietet sich vor allem dann an, wenn man sein Thema über die eigene Berufsgruppe hinaus kommunizieren möchte.

Gerade die Kombination aus mehreren Publikationen in nationalen Journalen ist in der frühen Phase der Promotion ein guter Weg. So könnte man beispielsweise die Ergebnisse der vor dem eigenen Projekt durchgeführten systematischen Literaturrecherche bei der pt_Zeitschrift für Physiotherapeuten einreichen und eine Case-Study oder Einzelfallanalyse bei einem Journal aus den Bezugswissenschaften.

International publizieren

Zum anderen gibt es auch eine Vielzahl von internationalen Journalen aus den verschiedensten Fachbereichen, bei denen junge ForscherInnen ihr Glück versuchen können.

Wer den Weg einer kumulativen Promotion – auch Publikationsdissertation genannt – gewählt hat, muss während seiner Promotion in internationalen, peer-reviewed Journalen publizieren, und zwar als Erstautor. Aus der Promotionsordnung der jeweiligen Fakultät ist ersichtlich, welche Anforderungen hier in quantitativer und qualitativer Hinsicht erfüllt werden müssen.

Obwohl sich dieser Weg im ersten Moment vielleicht schneller oder leichter anhört als das Verfassen einer umfangreichen Monographie – er ist es nicht. Es gibt viele Unwägbarkeiten und Stolpersteine, von der Klärung der Autorenschaft über die zeitlichen Verzögerungen, die sich im Rahmen von Peer-Review-Prozessen im internationalen Kontext ergeben können, bis hin zur Willkür von Gutachtern, denen man als junge Forscherin mitunter ausgeliefert sein kann.

Aber natürlich bietet diese Form der Promotion auch viele Vorteile. Hat man es in ein international bekanntes Journal geschafft, erfährt die weltweit agierende wissenschaftliche Gemeinschaft von dem eigenen Projekt. Die Arbeit kann dann unter anderem auch in der Meta-Datenbank PubMed gefunden werden. Zudem ist die Sprachbarriere überwunden, denn auch nichtdeutschsprachige Forscher aus anderen Ländern können über die Ergebnisse lesen und diese für ihre eigenen wissenschaftlichen Projekte nutzen. Zudem haben viele internationale Journale einen hohen Impact-Faktor, der trotz aller Kritik immer noch eine bedeutende Rolle spielt.

Orientierung im Journal-Dschungel

Doch welches Journal ist das richtige für mich und mein Projekt? Es ist mitunter nicht leicht, sich um Dschungel der zahlreichen Journale zurechtzufinden. Und wer die Wahl hat, hat ja bekanntermaßen auch die Qual ...

Es stehen verschiedene Ressourcen zur Verfügung, die einen übersichtlichen und umfassenden Überblick zu einer Vielzahl an internationalen Journalen bieten.

Auf der Seite Medical Journals Links (Tab. 1) findet man beispielsweise eine aktuelle Liste von derzeit mehr als 11.000 peer-reviewed medizinisch orientierten Journalen. Diese sind nach Disziplinen sortiert, sodass man sich leicht orientieren kann, welche Journale zum eigenen Themengebiet überhaupt in Frage kämen. In der Liste ist auch direkt der Impact-Faktor des jeweiligen Journals aufgeführt und außerdem gekennzeichnet, welche der Zeitschriften Open-Access-Journale sind. Einige weitere Ressourcen zur Orientierung im Journal-Dschungel sind in Tabelle 1 aufgeführt.

Hat man dann ein Journal identifiziert, das möglicherweise passen könnte, sollte man sich zuerst unbedingt die Beschreibung des Journals durchlesen, denn anhand dieser Information kann man meist schon gut feststellen, ob dieses Journal für das eigene Thema wirklich in Frage kommt. Ebenso wichtig ist es, sich dann auch direkt einige in dem Journal publizierte Artikel anzusehen – zum einen, um zu eruieren, ob das eigene Thema hineinpasst, und zum anderen, um einen Eindruck von der Qualität des Journals zu bekommen.

Man wird mitunter überrascht sein, wie viele potentiell geeignete Zeitschriften es gibt. Das Anlegen einer tabellarischen Übersicht könnte hier hel-

Ressource	Link	Hinweise
Medical Journals Links	www.medical-journals-links.com	Liste mit circa 11.000 peer-reviewed medizinisch orientierten Journalen, nach Fachgebieten sortiert.
Open Access Journals	http://omicsonline.org/open-access-journals-list.php	Liste mit mehr als 500 peer-reviewed Open Access Journalen, nach Fachgebieten sortiert.
SCImango Journal and Country Rank	www.scimagojr.com/index.php	Ein Portal mit zahlreichen Informationen zu internationalen Journalen. Man kann sich unter anderem fachgebietsspezifisch ein Journal Ranking anzeigen lassen.
Elsevier Journals	www.elsevier.com/journals/title/a	Verlagsspezifische Übersicht zu internationalen Journalen. Man kann fachgebietsspezifisch eingrenzen.
Springer Journals	www.springer.com/gp/products/journals	Verlagsspezifische Übersicht zu mehr als 2.500 englischsprachigen und rund 200 deutschsprachigen Journalen.

Tab. 1: Verschiedene Ressourcen zu internationalen Journalen – diese Übersicht erhebt keinen Anspruch auf Vollständigkeit.

fen, Licht ins Dickicht zu bringen. Und außerdem hat man dann die relevanten Informationen zu den passenden Journalen für den nächsten Artikel auch gleich wieder parat.

Für die Wahl des geeigneten Journals sollte man sich allerdings auch über die Bedeutung und vor allem über die Limitationen des eigenen Projekts klar werden. Das Manuskript zu einer kleinen Pilotstudie mit 20 Patienten wird bei einem großen, renommierten Journal mit hohem Impact-Faktor und hoher Ablehnungsquote nur eine geringe Chance haben, angenommen zu werden.

Einige praktische Hinweise für die Vorbereitung von Manuskripten

Hat man sich für ein Journal entschieden, muss das Manuskript vorbereitet werden. Der wichtigste Hinweis ist folgender:

Lesen Sie die Autorenhinweise des Journals!

Dort stehen alle Anforderungen, die das Manuskript erfüllen muss, genau beschrieben. Es wäre absolut ärgerlich, wenn ein Artikel wegen formaler Mängel abgelehnt wird. Und es ist absolut vermeidbar.

Obwohl jedes Journal eigene Vorgaben hat, ist die Artikelstruktur in der Regel nach dem EMED-Schema vorgegeben:

- Einleitung
- Methode
- Ergebnisse
- Diskussion

Es versteht sich von selbst, dass Artikel nicht zeitgleich in identischer Form bei unterschiedlichen Zeitschriften eingereicht werden dürfen. Sollen die Artikel später in die Promotionsschrift eingebunden werden, müssen die Nutzungsrechte für diesen Zweck vorab mit dem entsprechenden Verlag geklärt werden.

Thesen

1. Publikationen in nationalen Medien erhöhen den Bekanntheitsgrad im eigenen Land - sowohl in der eigenen Berufsgruppe als auch bei Experten aus den Bezugswissenschaften.
2. Um das eigene Thema einem internationalen Publikum zu präsentieren, muss in englischsprachigen, peer-reviewed Journals publiziert werden.

Forderungen

1. KollegInnen sollten sich bereits in einer frühen Phase der Promotion im deutschsprachigen Raum hinsichtlich der verschiedenen Publikationsmöglichkeiten informieren.
2. KollegInnen sollten sich auch international orientieren und ihre Ergebnisse der wissenschaftlichen Gemeinschaft unter Berücksichtigung der geltenden Standards zur Verfügung stellen.

Glossar

Impact-Faktor
Beim Impact-Faktor (IF) handelt es sich um eine errechnete Zahl, die den Einfluss des jeweiligen Journals quantifiziert. Je höher der IF, desto besser. Allerdings sagt der IF nichts aus über die Qualität des Journals aus, sondern spezifiziert lediglich, wie häufig ein in diesem Journal publizierter Artikel durchschnittlich von anderen wissenschaftlichen Artikeln zitiert wird.

Open-Access-Journal
Open-Access-Journale bieten kostenlosen Zugang zu den Artikeln. Dafür zahlen die Autoren der Beiträge eine Gebühr für die Veröffentlichung. Die Höhe der Gebühr ist abhängig vom Journal und wird in der Regel auf der Homepage kommuniziert. Gegebenenfalls unterstützt die eigene Hochschule die Publikation in Open-Access-Journalen und übernimmt die anfallenden Gebühren. Dies sollte unbedingt vor Einreichung eines Manuskriptes geklärt werden.

Verzeichnis der Autorinnen und Autoren

Babitsch, Birgit, Prof. Dr. MPH, Professorin der Universität Osnabrück für New Public Health, Mitglied des Dekanats des Fachbereichs Humanwissenschaften und Studiendekanin der Lehreinheit Gesundheitswissenschaften, Mitglied des Wissenschaftlichen Beirates der Bundeszentrale für gesundheitliche Aufklärung (BZgA). Themenbereiche und Interessen: Gesundheitsförderung in der Lebenswelt Schule, gesundheitliche Versorgung von Kindern und Jugendlichen, Versorgung von Menschen mit Behinderungen, Ressourcenansätze in der Gesundheitsforschung/Sozialepidemiologie, Kompetenzforschung und Professionalisierung von Fachkräften im Gesundheitswesen, Innovative Versorgungskonzepte, Geschlecht/Migration/Soziale Lage und Gesundheit/Gesundheitsversorgung, Präventionspolitik, Gesundheitscampus Osnabrück: innovative Versorgungsgestaltung in der Region, interdisziplinäre Lern- und Arbeitsstrukturen.

> *„So vielfältig NachwuchswissenschaftlerInnen aus den Gesundheitsberufen sind, so vielfältig sollten auch die Wege in die Wissenschaft sein. Diese Vielfalt stellt eine große Chance und zugleich eine große Herausforderung für die Entwicklung von Disziplinen dar."*

Behrens, Johann, Prof. Dr. phil., Professor für Therapie- und Pflegewissenschaften an der Martin Luther Universität Halle-Wittenberg, Direktorium Internationale Graduierten-Akademie Halle, Vorstand ISIS e. V., VFWG und Institut für Qualität in der Pflege (iqp). Themenbereiche und Interessen: Theorie evidence-orientierter Therapie- und Pflegewissenschaften, selbstbestimmte Teilhabe als Ziel von Pflege und Therapie, horizontal kooperierende, multiprofessionelle Teams in regional verantwortlichen Health Universities und Gesundheitscampus (einschließlich Nachwuchsförderung).

> *„Keine Akademisierung ohne Nutzen für PatientientInnen und BürgerInnen. Keine Akademisierung ohne Evidence-Basierung."*

Bossmann, Tanja, M. Sc., Redakteurin der pt_Zeitschrift für Physiotherapeuten, Ressortleiterin Evidenzbasierte Therapie & Wissenschaft, Projektkoordination der Update-Formate, Doktorandin an der Technischen Universität München. Themenbereiche und Interessen: Konservative und Rehabilitative Orthopädie, Schmerzphysiologie, experimentelle Schmerzmodelle, Prädiktoren persistierender postoperativer Schmerzen, Entwicklung der Promotionswege in Deutschland, wissenschaftliche Nachwuchsförderung, langfristige Perspektiven für den wissenschaftlichen Nachwuchs.

> *„2012 begann ich mein Promotionsstudium an der Technischen Universität München. In meiner Studie bearbeite ich eine Frage, auf die ich während meiner Arbeit am Patienten gerne schon eine Antwort gehabt hätte: Warum kommt es bei manchen Patienten zur Entwicklung chronischer Schmerzen nach Einsatz eines*

künstlichen Kniegelenks? Ich möchte meine bisherigen Erfahrungen gerne an die KollegInnen weitergeben, die jetzt noch ganz am Anfang ihres wissenschaftlichen Weges stehen."

Brandt, Benigna, Dr. P.H. MPH, Stipendiatin im Post Doc Stipendienprogramm der Alice Salomon Hochschule Berlin, Dozentin in der Aus- und Weiterbildung von ErgotherapeutInnen. Themenbereiche und Interessen: Beitrag der Gesundheitsfachberufe zur gesundheitlichen Versorgung der Bevölkerung, neue Versorgungsstrukturen unter Einbezug therapeutischer Berufe, Kooperation als Variable guter Versorgung, Kooperation der Akteure im Gesundheitssystem, Gesundheitsbildungspolitik.

> *„Ich möchte Promovierende in der herausfordernden Fase der Promotion unterstützen. Dies beinhaltet aus meiner Sicht die Berücksichtigung einer gendersensiblen Perspektive."*

Bucher, Thomas, Dr. phil., Leiter Direktionsstab Departement Gesundheit der Zürcher Hochschule für Angewandte Wissenschaften (ZHAW). Themenbereiche und Interessen: Förderung von Wissenschaft und Forschung in den Gesundheitsberufen; Qualitätssicherung und -entwicklung in der Lehre; interprofessionelle Zusammenarbeit; Gesundheitsförderung und Prävention, International Journal of Health Professions; AbsolventenInnen-Befragungen zu ihrem Berufsverbleib sowie Fachhochschulentwicklung im Kontext von Bildungs- und Gesundheitspolitik.

> *„Die Gesundheitsberufe müssen Zugang zu sämtlichen Stufen des Bologna-Zyklus haben: Bachelor, Master – und Promotion. Das bedarf der Nachwuchsförderung, damit sie sich auf Hochschulstufe als eigenständige Disziplin etablieren können und für die Gesundheitsversorgung hochqualifizierte Fachkräfte zur Verfügung stehen."*

Engelke-Herrmannsfeldt, Anga, Dr. rer. medic., wissenschaftliche Mitarbeiterin im Projekt: Personalentwicklung Schwerpunkt Gesundheit, Lehrbeauftragte Therapiewissenschaften an der Martin-Luther-Universität. Themenbereiche und Interessen: Gesundheitspolitik, Gesundheitsmanagement.

> *„Akademisierung, Professionalisierung und vor allem die Emanzipation der Therapieberufe benötigt hochqualifizierte promovierte und habilitierte WissenschaftlerInnen aus den eigenen Reihen. Entwicklung und Forschung setzt voraus, die jeweilige berufstypische Theorie in ihren komplexen Aspekten erfassen zu können, um sie weiterzuentwickeln und zu vermitteln."*

Goltz, Esther, Dipl. Med.-Päd. und Ergotherapeutin, Lehrkraft für besondere Aufgaben Fachdidaktik Gesundheits- und Pflegewissenschaft an der Charité-Universitätsmedizin Berlin. Themenbereiche und Interessen: Qualifizierung von Gesundheitsberufen, Lehren und Lernen in den Gesundheitsberufen, gesundheitsorientierte Bildungsarbeit, vorrangig praktische Studienphasen im Masterstudiengang Health Professions Education.

„Die Akademisierung stellt einen gewichtigen Beitrag zur Professionalisierung der therapeutischen Berufe dar. Mittels der bei der Tagung ‚Empowerment für die Promotion in den Gesundheitsberufen' durchgeführten Strukturdatenerhebung kann einerseits der diesbezüglich aktuelle Stand abgebildet werden, und andererseits wird eine Ableitung notwendiger Veränderungen hinsichtlich der Rahmenbedingungen zur wissenschaftlichen Qualifizierung ermöglicht."

Grunwald, Laura, M.Sc., Junior Studien-/Projektleiterin im Picker Institut Deutschland, Lehrbeauftragte im Studiengang Physiotherapie an der Fachhochschule Kiel, ehrenamtliche Mitarbeiterin im Hospiz Kieler Förde. Themenbereiche und Interessen: Versorgungsstrukturen und -bedarfe, Kooperation und Interdisziplinarität im Gesundheitswesen, Professionalisierung der Gesundheitsfachberufe, Determinanten des Zugangs zu und der Inanspruchnahme von Gesundheitsleistungen, Voraussetzungen hoher Versorgungsqualität im (stationären) Gesundheitswesen, patientenzentrierte Versorgung.

„Die Planung eines eigenen Promotionsvorhabens war der Beginn einer Auseinandersetzung mit den hochschulischen Rahmenbedingungen und Voraussetzungen für die Anfertigung einer Dissertationsschrift von FachhochschulabsolventInnen. Es ist unbestreitbar, dass für talentierte KandidatInnen mit Fachhochschulabschluss erschwerte Bedingungen in der Anbahnung, Durchführung und dem Abschluss eines Promotionsvorhabens bestehen. Erfahrungen auszutauschen und so zu einer Befähigung beizutragen, ist damit außerordentlich wichtig und letztlich Garant für die Weiterentwicklung von Gesundheitsfachberufen zu forschenden Disziplinen mit eigenem wissenschaftlichen Nachwuchs."

Hansen, Hilke, Prof. Dr., Professorin für Logopädie der Hochschule Osnabrück, Sprecherin der Fachgruppe Therapieberufe der Hochschule Osnabrück, Mit-Moderatorin des Interdisziplinären Forschungskolloquiums der Gesundheitsfachberufe (IFG). Themenbereiche und Interessen: Partizipation und Kooperation im Therapieprozess, Teilhabe-orientierte Intervention, Theorien und Modelle kommunikativer Partizipation, qualitative Methoden in der klinischen Praxis, qualitative Interventionsforschung, logopädische Gesprächsführung, Kooperation zwischen LogopädInnen und KlientInnen, Gesundheitsförderung, qualitative Einzelfallstudien.

„Während meiner eigenen Promotionszeit war es für mich besonders wichtig, in Kontakt mit KollegInnen aus den Gesundheitsfachberufen zu sein, die in einer ähnlichen Situation sind. Der fachliche und persönliche Austausch war – und ist – für mich eine große Bereicherung, Inspiration und Unterstützung."

Herchenröder, Minettchen, Dr., Dozentin an der Diploma Hochschule Hannover und Dozentin an der Physiotherapieschule Bernd – Blindow, Betreuung von Studierenden und SchülerInnen im Praktikum, Lehrteam N.A.P. Gait Classification. Themenbereiche und Interessen: Anwendung des bio-psychosozialen Modells in den

Physiotherapietechniken, Professionalisierung der Gesundheitsfachberufe durch Vermittlung von Handlungskompetenzen in der Lehre, Forschen in der Physiotherapie, interdisziplinäres Arbeiten in Gesundheitsfachberufen, grundständiges Studium in der Physiotherapie, First Contact in der Physiotherapie.

> *„Aufzeigen eines möglichen Promotionsweges nach abgeschlossenem Diplom-/ Masterstudiengang Physiotherapie. Qualitative und quantitative Förderung des wissenschaftlichen Nachwuchses im Rahmen einer konsequenten Akademisierung des Berufsstandes."*

Höppner, Heidi, Prof. Dr. MPH, Professorin für Physiotherapie – Förderung der Gesundheit und Teilhabe, Studiengangsleitung des Bachelorstudiengangs Physio-/Ergotherapie an der Alice Salomon Hochschule Berlin, Vorstandsmitglied Hochschulen für Gesundheit e (HoGe e. V.). Themenbereiche und Interessen: Professionalisierung der Gesundheitsfachberufe durch Akademisierung, bio-psycho-soziale Theoriebildung in der Physiotherapie, Beitrag der Gesundheitsfachberufe zur gesundheitlichen Versorgung der Bevölkerung, wissenschaftliche Nachwuchsförderung, neue Versorgungsstrukturen unter Einbezug therapeutischer Berufe (z. B. kommunal), Gesundheitsbildungspolitik, Kooperation der Gesundheitsberufe (Operation Team), Strukturen für wissenschaftliche Nachwuchsförderung.

> *„Es darf nicht bei einer Bachelorisierung der therapeutischen Berufe bleiben. Eine konsequente Akademisierung braucht sowohl qualitative als auch quantitative Entwicklung Promotionsförderung des wissenschaftlichen Nachwuchses. Hier tragen z. B. Hochschullehrende und Hochschulen Verantwortung, als ‚Steigbügelhaltende' aktiv zu werden".*

Lohkamp, Monika, Prof. Dr., Professorin für Physiotherapie an der SRH Heidelberg mit Schwerpunkt: wissenschaftliches Arbeiten, Studiengangsleitung B. Sc. Physiotherapie. Themenbereiche und Interessen: Akademisierung der Gesundheitsfachberufe, Sportphysiotherapie, Übersetzungen von Cochrane Plain Language Summaries, Strukturbildung für Forschung an Hochschulen.

> *„Meine Erfahrung der Promotion im Ausland war sehr positiv sodass ich gerne Andere ermutigen möchte auch diesen Schritt zu wagen. Ein paar Tipps von Auslandserfahrenen können dazu beitragen, dass die Hürde nicht mehr so groß ist, dieses Abenteuer in Angriff zu nehmen."*

Marotzki, Ulrike, Prof. Dr., Dipl.-Psych., Ergotherapeutin, Professorin für Ergotherapie, Studiengangskoordinatorin Masterstudiengang Ergotherapie / Logopädie / Physiotherapie der HAWK Hildesheim / Holzminden / Göttingen. Themenbereiche und Interessen: Professionalisierung der Gesundheitsfachberufe durch Akademisierung, Theoriebildung und Geschichte der Ergotherapie, Theorie-Praxis-Transfer zwischen Hochschule und Praxiseinrichtungen, Herausforderungen des demographischen Wandels, Programmentwicklung im Bereich Gesundheitsförderung, wissenschaftliche Nachwuchsförderung, Kontakte zu umliegenden Praxiseinrichtungen zu Partnerschaften ausbauen, Forschung durch Drittmittel.

> *„Es hat sich in den letzten Jahren schon viel bewegt. Als Gesundheitsfachberufe müssen wir aber weiterhin eng zusammen arbeiten, um im Bereich der Akademisierung, Forschung und Praxisentwicklung weiter voran zu kommen. Auch unser wissenschaftlicher Nachwuchs sollte die interdisziplinäre Perspektive weiter ausbauen."*

Melloh, Markus, Prof. Dr. med., Leiter Zentrum für Gesundheitswissenschaften Zürcher Hochschule für Angewandte Wissenschaften ZHAW. Themenbereiche und Interessen: Gesundheit am Arbeitsplatz; Medizinpädagogik; Diagnostische Tests; Outcome Assessment- und Prognoseinstrumente; Medizinische Register; Klinische Epidemiologie; Wirbelsäulen-Forschung, Gesundheitsförderung und Prävention; interprofessionelle Lehre und Praxis; Kooperation der Gesundheitsberufe („Operation Team" Robert Bosch Stiftung).

> *„Die Gesundheitsberufe müssen Zugang zu sämtlichen Stufen des Bologna-Zyklus haben: Bachelor, Master – und Promotion. Das bedarf der Nachwuchsförderung, damit sie sich auf Hochschulstufe als eigenständige Disziplin etablieren können und für die Gesundheitsversorgung hochqualifizierte Fachkräfte zur Verfügung stehen."*

Meyer, Peter C., Prof. Dr. phil., Direktor Departement Gesundheit Zürcher Hochschule für Angewandte Wissenschaften ZHAW. Themenbereiche und Interessen: Gesundheitssoziologie; Mental Health; Professionalisierung der Gesundheitsberufe; Public Health; Gesundheitsförderung und Prävention; Health Care Systems, interprofessionelle Lehre; Weiterbildung und Forschung der Gesundheitsberufe; Health Universities: Potentiale für die Zukunft der Gesundheitsbildung und -versorgung; Health in All Policies; Medikalisierung.

> *„Die Gesundheitsberufe müssen Zugang zu sämtlichen Stufen des Bologna-Zyklus haben: Bachelor, Master – und Promotion. Das bedarf der Nachwuchsförderung, damit sie sich auf Hochschulstufe als eigenständige Disziplin etablieren können und für die Gesundheitsversorgung hochqualifizierte Fachkräfte zur Verfügung stehen."*

Richter, Robert, Dipl. Med.-Päd., Fakultätskoordinator Gesundheitswissenschaften an der IB Hochschule Berlin (Wissenschaftlicher Mitarbeiter), Lehre und Forschung im Bereich der Gesundheitswissenschaften und Physiotherapie, Promotion (Universität Potsdam, geplanter Abschluss 2015). Themenbereiche und Interessen: Verwissenschaftlichung der Physiotherapie und interdisziplinäre Kooperation, qualitative Sozial- und Therapieforschung, Anatomie/Physiologie/Biomechanik sowie physiotherapeutische Anwendungen, gesundheitspädagogische Inhalte (Theorie-Praxis-Verschränkung und Kompetenzerfassung), Spannungsfeld Wissenschaft/Theorie –

Praxis/Empirie – Beziehung in der Physiotherapie, Fachspezifische Forschungsmethodologie Physiotherapie.

> *„Ein Verhaften bleiben in der erfahrungsbasierten Praxis der Patientenversorgung birgt mittelfristig die Gefahr in sich, von den Versorgungsbedarfen abgehängt und in Versorgungsstrukturen durch andere ersetzt zu werden. Eine konsequente Verwissenschaftlichung relevanter Gesundheitsberufe durch fachspezifische Theorie- und Methodenentwicklung sowie akademische Karrierewege sichern eine innovative Entwicklung zur Sicherung von Versorgungsqualität. Dem wissenschaftlichen Nachwuchs wird die Aufgabe zukommen, die wissenschaftlichen Perspektiven zu entwickeln."*

Shamsul, Bettina, wissenschaftliche Mitarbeiterin im Projekt KeGL-UniOS (Kompetenzentwicklung für Fachkräfte im Gesundheitswesen; Analyse der Kompetenzpassung und Ableitung einer akademischen, kompetenz- und zielgruppenorientierten Weiterbildung im Rahmen von lebenslangem Lernen) an der Universität Osnabrück im Fachbereich Gesundheitswissenschaften, Fachgebiet New Public Health. Themenbereiche und Interessen: rechtliche Veränderungen, die sich auf die Aufgabenfelder von Gesundheitsberufen auswirken, gesundheitspolitische Diskussionen, Inklusion, demografische Veränderungen und Auswirkungen auf Gesundheitsberufe.

> *„Die Gewinnung eines berufserfahrenen wissenschaftlichen Nachwuchses kann ein großer Zugewinn für die Entwicklung der Gesundheitsberufe als auch für die Hochschulen sein."*

Thieme, Holm, Dr. rer. medic., Dozent an der Ersten Europäischen Schule für Physiotherapie, Ergotherapie und Logopädie der Klinik Bavaria Kreischa, wissenschaftlicher Mitarbeiter der HAWK-Hochschule Hildesheim, Lehrbeauftragter an verschiedenen Hochschulen, freier Dozent in der Weiterbildung. Themenbereiche und Interessen: Neurophysiotherapie, Bewegungsrepräsentationstechniken nach Schlaganfall und zur Schmerzbehandlung, motorisches Lernen.

> *„Die Akademisierung der Therapiewissenschaften ist notwendige Voraussetzung zur Sicherstellung einer optimalen Versorgung. Diese Entwicklung benötigt qualifizierte WissenschaftlerInnen und Lehrende, wobei die Wege zur Promotion noch selten begangen werden und teilweise auf Umwegen erfolgen. Dieses Buch soll Interessierten Möglichkeiten zur Promotion aufzeigen und dazu motivieren."*

Thierfelder, Ina, Dipl. Med.-Päd. und Physiotherapeutin, wissenschaftliche Mitarbeiterin/Promovendin am Institut für Gesundheits- und Pflegewissenschaften, Sprecherin des Promovierendennetzwerkes Therapiewissenschaften an der Charité-Universitätsmedizin Berlin. Themenbereiche und Interessen: gesundheitswissenschaftliche Bildungsforschung / Schwerpunkt Health Education, Edukation als Aufgabe der Physiotherapie, Bildungsberichterstattung in der Physiotherapie, wissenschaftliche Nachwuchsförderung im Bereich der Therapiewissenschaften, Nutzerperspektiven auf die physiotherapeutische Instruktion, Strukturdaten von Einrichtungen zur Qualifizierung in der Physiotherapie im Rahmen der Bildungsberichterstattung, Lernort Praxis – nationale und internationale Perspektiven.

> *„Die Qualifizierung des wissenschaftlichen Nachwuchses muss in allen drei Kernbereichen wissenschaftlicher Tätigkeit erfolgen: Forschung, Lehre und Administration. Das Verfassen einer Dissertation reicht nur bedingt aus, um eine wissenschaftliche Karriere zu starten. Promovierende müssen daher verstärkt in interne Promotionsstrukturen eingebunden werden."*

Wolf, Udo, Prof. Dr. rer. medic. und Physiotherapeut, Professor für Physiotherapie, Studiengangsleiter Physiotherapie an der Hochschule Fulda, Fachbereich Pflege und Gesundheit, Herausgeber Physioscience, Themenbereiche und Interessen: evidenzbasierte Physiotherapie, physiotherapeutische Grundlagenforschung, chronische Erkrankungen im interprofessionellen Kontext, Einsatz moderner Medien in Kernprozessen physiotherapeutischen Handels, Akademisierung der Gesundheitsberufe, Entwicklung eines neuen Berufsbildes „Physiotherapie", Vernetzung im Sinne eines Gesundheitscampus, Kompetenzentwicklung für den Direct Access.

> *„Zur Akademisierung der Gesundheitsberufe reicht es nicht aus, übertragbare Erkenntnisse der Bezugswissenschaften in das Wissensgebäude der Therapieberufe zu integrieren. Vielmehr müssen die Grundlagen therapeutischen Handelns gezielt beforscht werden. Dies ist überwiegend von künftigen Absolventinnen und Absolventen der ausbildenden Hochschulen zu leisten, die entsprechend qualifiziert und gefördert werden müssen."*

Zietz, Dörte, Prof. Dr., Professorin für Physiotherapie an der Hochschule für Gesundheit in Bochum, Schwerpunkt Neurorehabilition und Neurowissenschaften, Leitung des Bewegungslabors, Vermittlung von Fachenglisch. Themenbereiche und Interessen: Neurorehabilitation von Kindern und Erwachsenen, instrumentelle Ganganalyse und Bewegungsdiagnostik.

> *„Um PhysiotherapeutInnen auf akademischem Niveau ausbilden zu können, werden entsprechend qualifizierte Lehrende gebraucht, die nicht nur über fachliche Expertise verfügen, sondern auch in der Welt der Wissenschaft zu Hause sind. Eine Promotion trägt somit zur weiteren Akademisierung der Physiotherapie bei, und Promotionswillige müssen daher unbedingt unterstützt werden."*